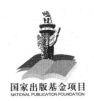

国家出版基金项目
NATIONAL PUBLICATION FOUNDATION

"十三五" 国家重点图书出版规划项目

《医学·教育康复系列》丛书

组织单位

华东师范大学中国言语听觉康复科学与 ICF 应用研究院

华东师范大学康复科学系听力与言语康复学专业

华东师范大学康复科学系教育康复学专业

中国教育技术协会教育康复专业委员会

中国残疾人康复协会语言障碍康复专业委员会

中国优生优育协会儿童脑潜能开发专业委员会

U0363710

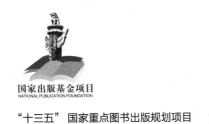

国家出版基金项目
NATIONAL PUBLICATION FOUNDATION

"十三五"国家重点图书出版规划项目

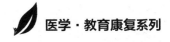

医学·教育康复系列

黄昭鸣　总主编

杜晓新　孙喜斌　刘巧云　副总主编

失语症治疗实验实训

黄昭鸣　孙　进　金河庚　著

Experiments and Practices in Aphasia Therapy

南京师范大学出版社
NANJING NORMAL UNIVERSITY PRESS

图书在版编目（CIP）数据

失语症治疗实验实训 / 黄昭鸣, 孙进, 金河庚著.
—南京：南京师范大学出版社, 2021.3
（医学·教育康复系列 / 黄昭鸣总主编）
ISBN 978-7-5651-4798-2

Ⅰ.①失… Ⅱ.①黄… ②孙… ③金… Ⅲ.①失语症
－治疗 Ⅳ.① R767.6

中国版本图书馆 CIP 数据核字（2021）第 038685 号

丛 书 名	医学·教育康复系列
总 主 编	黄昭鸣
副总主编	杜晓新　孙喜斌　刘巧云
书　　名	失语症治疗实验实训
作　　者	黄昭鸣　孙　进　金河庚
策划编辑	徐　蕾　彭　茜
责任编辑	魏　艳
出版发行	南京师范大学出版社
地　　址	江苏省南京市玄武区后宰门西村 9 号（邮编：210016）
电　　话	（025）83598919（总编办）　83598412（营销部）　83373872（邮购部）
网　　址	http://press.njnu.edu.cn
电子信箱	nspzbb@njnu.edu.cn
照　　排	南京凯建文化发展有限公司
印　　刷	南京爱德印刷有限公司
开　　本	787 毫米 × 1092 毫米　1/16
印　　张	10.25
字　　数	168 千
版　　次	2021 年 3 月第 1 版　2021 年 3 月第 1 次印刷
书　　号	ISBN 978-7-5651-4798-2
定　　价	42.00 元

出 版 人　张志刚

　　回顾我国言语听觉康复、教育康复行业从萌芽到发展的 22 年历程，作为一名亲历者，此时此刻，我不禁浮想联翩，感慨万千。曾记得，1996 年 11 月，我应邀在美国出席美国言语语言听力协会（ASHA）会议并做主题报告，会后一位新华社驻外记者向我提问："黄博士，您在美国发明了 Dr.Speech 言语测量和治疗技术，确实帮助欧洲、巴西、中国香港及一些发展中国家和地区推进了'言语听觉康复'事业的发展，您是否能谈谈我们祖国——中国内地该专业的发展情况？"面对国内媒体人士的热切目光，我竟一时语塞。因为我很清楚，当时，言语听觉康复专业在内地尚处一片空白。没有专家，不代表没有患者；没有专业，不代表没有需要。在此后的数天内，该记者的提问一直在耳畔回响，令我辗转反侧，夜不能寐。

　　经反复思量，我做出了决定：立即回国，用我所学所长，担当起一个华人学子应有的责任。"明知山有虎，偏向虎山行"，哪管他前路漫漫、困难重重。我满怀一腔热忱，坚定报国的决心——穷毕生之力，为祖国言语听觉康复的学科建设，为障碍人群的言语康复、听觉康复、教育康复事业尽自己的一份绵薄之力。

　　如今，我回国效力已 22 载，近来，我时常突发奇想：如果能再遇到当年的那位记者，我一定会自豪地告诉他，中国内地的言语听觉康复、教育康复事业已今非昔比，正如雨后春笋般繁茂、茁壮地成长……

　　20 多年的创业，历尽坎坷，饱尝艰辛。但我和我的团队始终怀着"科学有险阻，苦战能过关"的信念，携手奋进，在学科建设、人才培养、科学研究与社会服务、文化传承与创新等方面取得了众多骄人的成绩。2004 年，华东师范大学在一级学科教育学下创建了"言语听觉科学专业"。2009 年，成立了中国内地第一个言语听觉康复科学系，同年，建立了第一个言语听觉科学教育部重点实验室。2012 年 9 月，教育部、中央编办等五部委联合下发《关于加强特殊教育教师队伍建设的意见》（教师〔2012〕12 号），文件提出："加强特殊教育专业建设，拓宽专业领域，扩大培养规模，满足特殊教育事业发展需要。改革培养模式，积极支持高等师范院校与医学院校合作，促进学科交叉，培养具有复合型知识技能的特殊教育教师、康复类专业技术人才。"经教育部批准，2013 年华东师范大学在全国率先成立"教育康复学专业"（教育学类，专业代码 040110TK）。

2020 年华东师范大学增设"听力与言语康复学专业"（医学类，专业代码 101008T），这是华东师范大学开设的首个医学门类本科专业。听力与言语康复学专业旨在通过整合华东师范大学言语听觉科学、教育康复学、认知心理学、生命科学等学科领域的优质师资力量，建设高品质言语语言与听觉康复专业，培养适应我国当代言语语言听觉康复事业发展需要的，能为相关人群提供专业预防、评估、诊断、治疗与康复咨询服务的复合型应用人才，服务"健康中国"战略。

一门新学科的建立与发展，必然面临许多新挑战，这些挑战在理论和临床上都需要我们一起面对和攻克。据 2011 年全国人口普查数据显示，我国需要进行言语语言康复的人群高达 3000 多万。听力与言语康复专业立足言语听力障碍人群的实际需求，秉持"医工结合、智慧康复"的原则，紧跟国际健康理念的发展，以世界卫生组织提出的《国际疾病分类》（ICD）和《国际功能、残疾和健康分类》（ICF）理念为基础，构建听力与言语康复评估和治疗标准，为医院康复医学科及临床各科，诸如神经内科、耳鼻咽喉头颈外科、儿科、口腔科等伴随言语语言听力障碍的人群提供规范化的康复治疗服务。最令我感到自豪的是：2013 年，我们研究团队申报的"言语听觉障碍儿童康复技术及其示范应用"科研成果，荣获上海市科学技术奖二等奖。

教育康复学专业是我国高等教育改革的产物，它不仅符合当前"健康中国"的发展思路，符合特殊教育实施"医教结合、综合康复"的改革思路，而且符合新形势下康复医学、特殊教育对人才培养的需求。专业的设置有助于发展医疗机构（特别是妇幼保健系统）的康复教育模式，更有助于发展教育机构（特别是学前融合教育机构）的康复治疗模式。2015 年，我们研究团队申报的"基于残障儿童综合康复理论的康复云平台的开发与示范应用"科研成果，再次荣获上海市科学技术奖二等奖。

在新学科建设之初，我们就得到各级政府与广大同仁的大力支持。2013 年，教育部中国教师发展基金会筹资 680 万元，资助听力与言语康复学和教育康复学专业建设。本丛书既是听力与言语康复学和教育康复学专业建设的标志性成果，也是华东师范大学、上海中医药大学等研究团队在 20 多年探索实践与循证研究基础上形成的原创性成果，该成果集学术性、规范性、实践性为一体。丛书编委会与南京师范大学出版社几经磋商，最终确定以"医学·教育康复"这一跨学科的新视野编撰本套丛书。作为"十三五"国家重点图书出版规划项目，本套丛书注重学术创新，体现了较高的学术水平，弥补了"医学·教育康复"领域研究和教学的不足。我相信，丛书的出版对于构建中国特色的"医学·教育康复"学科体系、学术体系、话语体系等具有重要价值。

全套丛书分为三大系列，共22分册。其中："理论基础系列"包括《教育康复学概论》《嗓音治疗学》《儿童构音治疗学》《运动性言语障碍评估与治疗》《儿童语言康复学》《儿童认知功能评估与康复训练》《情绪与行为障碍的干预》《儿童康复听力学》《儿童运动康复学》9分册。该系列以对象群体的生理、病理及心理发展特点为理论基础，分别阐述其在言语、语言、认知、听觉、情绪、运动等功能领域的一般发展规律，系统介绍评估原理、内容、方法和实用的训练策略。

"标准、实验实训系列"为实践应用部分，包括《ICF言语功能评估标准》《综合康复实验》《嗓音治疗实验实训》《儿童构音治疗实验实训》《运动性言语障碍治疗实验实训》《失语症治疗实验实训》《儿童语言治疗实验实训》《普通话儿童语言能力临床分级评估指导》《认知治疗实验实训》《情绪行为干预实验实训》10分册。该系列从宏观上梳理残障群体教育康复中各环节的标准和实验实训问题，为教育工作者和学生的教学、实践提供详细方案，以期为"医学·教育康复"事业的发展拓清道路。该系列经世界卫生组织国际分类家族（WHO-FIC）中国合作中心下的中国言语听觉康复科学与ICF应用研究院授权，基于ICF框架，不仅在理念上而且在实践上都具有创新性。该系列实验实训内容是中国言语康复对标国际，携手全球同行共同发展的标志。

"儿童综合康复系列"为拓展部分，包括《智障儿童教育康复的原理与方法》《听障儿童教育康复的原理与方法》《孤独症儿童教育康复的原理与方法》3分册。该系列选取最普遍、最典型、最具有教育康复潜力的三类残障儿童，根据其各自的特点，整合多项功能评估结果，运用多种策略和方法，对儿童实施协调、系统的干预，以帮助残障儿童实现综合康复的目标。各册以"医教结合、综合康复"理念为指导，注重原理与方法的创新，系统介绍各类残障儿童的特点，以综合的、融合的理念有机处理各功能板块之间的关系，最终系统制订个别化干预计划，并提供相关服务。

在丛书的编写过程中，我们始终秉承"言之有据、操之有物、行之有效"的学科理念，注重理论与实践相结合、康复与教育相结合、典型性与多样性相结合，注重学科分领域的互补性、交叉性、多元性与协同性，力求使丛书具备科学性、规范性、创新性、实操性。

本套丛书不仅可以作为"医学类"听力与言语康复学、康复治疗学等专业的教材，同时也可以作为"教育学类"教育康复学、特殊教育学等专业的教材；既可供听力与言语康复学、康复治疗学、教育康复学、特殊教育学、言语听觉康复技术等专业在读的专科生、本科生、研究生学习使用，也可作为医疗机构和康复机构的康复治疗师、康复医师、康复教师和护士的临床工作指南。本套丛书还可作为言语康复技能认证的参考书，包括构音 ICF-PCT 疗法认证、言语嗓音 ICF-RFT 疗法认证、孤独症儿童 ICF-ESL 疗法认证、失语症 ICF-SLI 疗法认证等。

全体医疗康复和教育康复的同仁，让我们谨记："空谈无益，实干兴教。"希望大家携起手来，脚踏实地，求真务实，为中国康复医学、特殊教育的美好明天贡献力量！

博士（美国华盛顿大学）

华东师范大学中国言语听觉康复科学与 ICF 应用研究院院长

华东师范大学听力与言语康复学专业教授、博导

华东师范大学教育康复学专业教授、博导

2020 年 7 月 28 日

前　言

　　本书是为适应我国目前所需的应用型康复人才培养要求而编写的，吸纳本领域国际前沿的专业知识，属于丛书"医学·教育康复系列"中的一本。失语症康复治疗是言语治疗中的重要组成部分，自世界卫生组织发布《国际功能、残疾和健康分类》（ICF）以来，国际范围内都在探索如何基于 ICF 来制定康复领域的统一标准。本书在吸收国际经验的基础上，建立起基于 ICF 的失语症功能评估和康复治疗的标准，与国际失语症康复领域接轨。近年来失语症的治疗方法也有了较大的发展，本书以提升康复专业人才实践能力为目标，对当前失语症康复领域中常用方法，以及领域内新的康复技术，如言语语言综合治疗技术进行整理，帮助康复领域的学生扎实掌握临床康复技能。本书主要致力于学生失语症治疗临床实践能力的培养，从 ICF 框架下的失语症功能评估和治疗的角度出发，侧重于采用案例教学的模式，帮助学生将前期所学与失语症治疗相关的理论知识融会贯通，为学生进入医疗、民政、残联等机构开展失语症治疗临床工作奠定良好的基础。

　　《失语症治疗实验实训》共分为四章：第一章为绪论部分，主要阐述失语症治疗实验实训的目的和要求，以及失语症治疗的规范化流程，并对失语症治疗中可借助的常用工具和设备进行简单介绍；第二章主要讲述 ICF 框架下的失语症语言功能评估，首先对失语症语言功能精准评估的方法和流程进行详细讲解，然后介绍 ICF 框架下失语症语言功能评估限定值的转换和失语症治疗计划的制订；第三章主要从三个层面出发对 ICF 框架下的失语症治疗及效果监控进行阐述，首先具体讲解失语症语言理解能力和语言表达能力治疗的实施与实时监控的开展，其次讲述短期目标监控的开展及其临床意义，最后介绍失语症治疗疗效的评价；第四章则是通过案例分析的形式具体阐述如何针对常见失语症类型（运动性失语、感觉性失语）进行语言功能评估、治疗和监控的具体过程。

　　编写人员如下：第一章，孙进；第二章，孙进、王勇丽、庾晓萌；第三章，孙进、杨闪闪、王勇丽；第四章，孙进、金河庚、谭模遥；第五章，杨闪闪、王勇丽。本书在定稿过程中非常荣幸地得到了黄昭鸣教授、刘巧云副教授等的悉心指导与斧正。本书适用于教育康复学专业、听力与言语康复学专业、康复治疗学专业等本科生和研究生学习，也可供康复医师、康复治疗师，以及临床医师（康复科、儿科、儿保科、耳鼻咽喉科等）、护士等阅读参考。

　　本书即将付梓之际，我们不仅感谢南京师范大学出版社有关领导、同志的支持与厚爱，还感谢《失语症治疗实验实训》的各位编写人员辛勤的努力。另外，感谢美国泰亿格公司(TigerDRS, lnc.)、上海慧敏医疗器械有限公司对本项目的技术支持，本书中使用的实验设备均来自以上单位。感谢上海小小虎康复中心对 ICF 失语症功能参考标准制定和临床实践的指导。由于作者水平有限，本书的不当之处，还望有关专家同仁多提宝贵意见！

黄昭鸣

2020 年 3 月 28 日

目　录

第一章

1

绪　论

失语症治疗实验实训的目标及内容

　　语言是一种作为社会交际工具的符号系统，该符号系统包含语音、语义、语法、语用等层面，形式包括口语、书面语、肢体语言等。任何要素及要素组合规则出现问题，即可能导致语言障碍。广义上讲，美国言语语言听力协会（American Speech-Language-Hearing Association，ASHA）将语言障碍定义为在理解或使用口语、书面语或其他语言符号时有损伤[①]。失语症是由于脑部器质性损伤所导致的一种继发性语言障碍，患者原先习得语言功能由于脑部病变而出现损伤，使得失语症患者出现沟通障碍，无法正常使用语言符号传递沟通信息和接收他人的语言信息，对患者正常的工作和生活造成不利影响。失语症治疗需要专业的言语语言康复人才，根据失语症语言障碍特点进行系统、高效的功能评估，继而有计划有步骤地协调综合各种现代化康复技术，采用多种手段，形成合力，以促进失语症患者语言能力的全面恢复。

　　目前，许多国家都十分注重言语语言康复人才的培养。在美国，几乎所有大学（304 所）都有言语语言病理学专业，52% 设在教育学院、42%设在医学院校。据美国言语语言听力协会统计，2018 年美国言语语言治疗师从业人员为 172 805 人[②]，2007 年到 2018 年言语治疗从业人员增加了61 871 人，增幅为 55.8%[③]。言语语言康复人才培养尤为重视学生临床实践能力的培养。美国有 47 个州规定，在学校中工作的言语病理学家必须

---

① 黄昭鸣. 我国言语－语言障碍康复现状及发展策略 [J]. 中国听力语言康复科学杂志，2016, 14（2）：84-87.

② ASHA. Highlights and Trends：Member and Affiliate Counts, Year-End 2018[R], Washington, DC, ASHA, 2019.

③ ASHA. Highlights and Trends：Member and Affiliate Counts, Year-End 2017[R], Washington, DC, ASHA, 2019.

通过言语病理学的实践测试。想要获取言语语言治疗职业资格，毕业生必须接受临床实践指导。获得认可的条件还包括接受 300～375 个小时的临床实践指导，同时有 9 个月的研究生临床经验。[①] 在美国，为了解决言语、语言障碍人群的康复问题几乎所有医院都有言语治疗服务。由于人才培养的缺失，与发达国家相比，我国的言语康复发展非常缓慢，几乎没有高校设置相关专业，医院也没有专业从业人员，造成"言语疾病有病无处医"的困境。

　　实践技能的培养是教育康复人才培养体系中尤为重要的一环，是提升教育康复人才培养质量的重要途径。当前我国很多医院和康复机构已经开展了言语、语言障碍的临床评估、诊断、治疗工作，许多大学也开办了教育康复学专业课程，并在实际工作中取得了一定成绩。为了培养与国际接轨的教育康复专业人才，进一步适应新形势下教育康复行业发展对未来专业人才培养的需求，系统性地开展运动性言语障碍治疗实训学习，是促进教育康复学学科发展的必经之路，是强化教育康复专业学生的语言康复实践专业技能的可靠保证。

一、失语症治疗实验实训目标

　　失语症康复治疗实验实训旨在完善教育康复专业实践教学体系，使专业理论教学与教育实践紧密联系，系统、全面培养符合规范要求的教育康复专业人才。临床实践中，诸多脑血管病变、脑肿瘤、脑外伤等脑部病变累及大脑相关语言中枢均可导致失语症[②]。据美国国立卫生研究院（National Institutes of Health，NIH）统计，全世界每年约有 80 000 人罹患失语症。据初步统计，西方发达国家失语症的年发病率和患病率分别为 140/100000 和 180/100000。流行病学研究表明，每年新增 200 万脑

---

① 陈艳，王璇，胡楠，等. 国内外语言治疗师培养现状及本科教育课程设置比较 [J]. 中华物理医学与康复杂志，2018（9）：701-704.
② 高素荣. 失语症（第 2 版）[M]. 北京：北京大学医学出版社，2006.

卒中患者中约 21%~38% 伴有失语症。[1] 按照障碍的临床表现分类，失语症可分为运动性失语症、经皮质运动性失语症、经皮质混合性失语症、完全性失语症、感觉性失语症、经皮质感觉性失语症、命名性失语症和传导性失语症等八大典型性失语症，以及丘脑性失语症和基底节性失语症两类非典型性失语症[2]。

失语症是反映语言产生和语言接受的听、说、读、写等方面出现异常的一组语言障碍的总称，语言产生和语言理解方面的障碍是失语症的主要症状表现。部分运动性失语症患者会伴随运动性言语障碍和言语失用症，在言语产生的呼吸、发声、共鸣、构音和韵律方面的运动的力量、速度、范围/幅度、稳定性或准确性出现异常[3]。失语症的治疗主要围绕患者在语言表达与语言理解等方面的症状展开，而如何针对其所存在的言语嗓音、构音韵律问题开展评估和治疗可具体参见《医学·教育康复系列》丛书中的《嗓音治疗实验实训》《儿童构音治疗实验实训》。由于不同病因和大脑损伤部位造成失语症的表现和康复重点、难点不同，因此，在失语症治疗中，评估个体语言能力损伤程度、制定针对性的康复训练计划与方案，然后针对个体的情况开展个别化及集体性训练、监控康复成效均是一名合格的康复师应具备的专业技能。

失语症康复专业人才应具备扎实的理论知识、良好的人文素质，既强调技术操作能力，又强调良好的技术能力基础；既能满足日常失语症康复治疗技术工作的要求，又具备进一步发展所需的能力。因此，失语症治疗实训不但要求学生熟练掌握临床技能，更重要的是培养学生临床思路。失语症康复治疗实验实训的总体目标如下。

（1）培养学生的职业道德素养、专业态度和良好的专业动机，积极的交流和学习态度，使学生能够耐心细致地开展康复服务，具有批判性思维，并培养学生分析问题、解决问题的能力，培养其较强的逻辑推理技巧，整体推进专业训练。

（2）夯实学生专业技能，为未来工作中实现医教结合的教育模式奠定

---

[1] 吴兆苏，姚崇华，赵冬.我国人群脑卒中发病率、死亡率的流行病学研究 [J]. 中华流行病学杂志，2003（3）：236-239.

[2][3] 高素荣.失语症（第 2 版）[M].北京：北京大学医学出版社，2006.

扎实的技能基础。逐步培养学生针对失语症患者群体独立开展个别化语言康复治疗的能力。通过实训教学，使学生能够在实践中恰当地运用失语症康复治疗的理论及操作实践，独立完成对不同类型的失语症患者的语言功能评估，并制定合理的治疗方案实施有效的治疗。熟悉康复流程，能够解决患者存在的问题并设计治疗计划，评估治疗过程和服务成效，在临床实践中获得初步临床经验。

（3）灵活应用专业知识，能针对不同个案在康复进程中的临床表现，运用学过的专业知识分析个案具体障碍表现，对其进行恰当的解释和说明；有寻找问题、查证疑问和最大限度自我学习的主动性；会运用有效且及时的方式组织工作。

二、失语症治疗实验实训的内容

（一）实验实训课程框架及其主要内容

失语症康复治疗实验实训内容主要包括语言功能评估与治疗计划制订技能、针对不同障碍程度和表现的患者开展语言治疗技能、康复效果监控与疗效评价技能等方面内容。课程设置力求实现实训项目系列化、规范化，涵盖语言康复治疗实践教学中的主要技能，重在突出教学的实践性、开放性和职业性，让学生在反复实践中提高综合能力，养成良好的职业素养。[①]失语症康复治疗实验实训课程内容主要体现对康复治疗技术岗位的职业素质和职业能力的培养，课程主要内容板块如图 1-1-1 所示。

---

① 杜晓新，黄昭鸣. 教育康复学导论 [M]. 北京：北京大学出版社，2018.

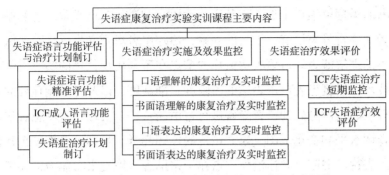

图 1-1-1 失语症康复治疗实验实训课程主要内容板块

1. 失语症语言功能评估与治疗计划制订

对失语症患者开展语言功能评估，既包括通过问诊与观察对患者的语言功能进行的主观评价，也包含通过标准化评估材料对患者的语言功能做出精准评估与 ICF 成人语言功能评估。具体内容可见本书第二章。评估可使治疗师全面地掌握失语症患者的语言功能状况，了解患者语言障碍的类型与状态程度，并分析判断其残留的语言功能的优势刺激形式，为后续语言康复治疗提供依据。

失语症语言治疗计划的制订，是开展康复治疗的基础。制订语言治疗计划时，应全面综合地分析患者语言功能精准评估结果，并在治疗计划中选择合适的治疗方法。除此之外，对康复目标的设定也是治疗计划中很重要的一部分，依据 ICF 成人语言功能评估结果，我们可以客观地了解患者目前语言功能的损伤程度，并合理地设置康复目标，通过目标管理确保失语症语言治疗按计划、有步骤、有成效地开展。

2. 失语症语言治疗实施及效果监控

失语症治疗主要通过个别化治疗形式实现。失语症治疗应按照患者的具体情况开展，包括口语理解治疗、书面语理解治疗、口语表达治疗和书面语表达治疗。[①]口语理解治疗重点在于利用强的听觉语言刺激，辅助视觉语言刺激，结合现代化的实时反馈治疗技术，恢复患者对口语的理解能

---

① Ilias Papathanasiou, Patrick Coppens. Aphasia and Related Neurogenic Communication Disorders [M]. 2nd ed. Sudbury: Jones & Bartlett Publishers, Inc, 2016.

力。书面语理解治疗重点在于利用视觉语言刺激，辅助听觉语音刺激，恢复患者文字符号与语音、语义的联系，治疗患者形音义失读障碍，恢复对书面语的理解能力。口语表达治疗的重点在于利用现代化的实时视听反馈治疗技术，恢复患者口语表达的清晰度、准确度，以及对可能存在的言语产生有关的发声障碍和语音障碍进行言语语言综合治疗，帮助患者建立正常的音调水平和变化范围，建立正常的停顿起音，帮助患者恢复正常自然的口语表达。书面语表达治疗重点在于帮助患者恢复书写能力，改善患者构字障碍、惰性书写和镜像书写等问题，具体内容见本书第三章。

失语症治疗实施过程中的实时监控，可以帮助康复师及时了解每一次康复训练后个案的进步情况，可即时检验每一次康复治疗的成效，帮助康复师及时调整康复方案。开展一段时间失语症治疗后应及时开展短期目标监控，以帮助康复师及时调整康复方案。另外，在一个阶段治疗计划实施过程中，可根据患者能力情况和训练进展再次进行失语症语言功能评估以进行失语症治疗的疗效评价。短期目标监控和疗效评价可用于检验康复治疗的中期、长期目标的达成情况，具体内容见本书第三章。

（二）开展语言康复治疗实验实训的原则

1. 实践性

失语症治疗实验实训以培养学生职业能力为主线，以技能训练为主要目标，重在培养学生将理论知识转化为实践的能力。实训课程内容设置上，按照失语症治疗临床实践中的工作流程组织教学内容，具有突出的实操性。涵盖了临床工作中的以下主要技能要点：问诊与个案信息收集、语言能力评估、训练方案制定、训练方案实施与训练效果监控。此外，本实训教材中还包含了在各类康复机构、医院康复科收集的个案资料，通过集中学习，可让学生快速掌握临床工作中可能面临的个案情况，切实提高实践技能。

2. 科学性

失语症治疗实验实训以失语症的言语语言障碍特征为依据，循序渐进地安排课程内容。失语症治疗技能实验实训以精准评估、有效训练为指导思想，旨在让学生掌握科学系统的训练干预方法。它还创新性地引入了 ICF 理念与框架，对如何在临床实践中针对患者的言语语言障碍选择恰当的 ICF 核心分类组合，以及按照基于 ICF 的言语康复整体解决方案，对如何进行功能评估、制订计划、康复治疗，以及疗效评价进行介绍。ICF 是世界卫生组织应用于健康和康复领域的分类系统，其最终目的是要建立统一的、标准化的术语系统，以对健康和康复状况的结果进行分类提供参考性的理论框架 ①。在 ICF 框架下的语言康复治疗技能实验实训中，科学性和系统性突出，可让学生习得开展个别化语言治疗的规范化思路，确保康复训练的开展具备科学性。

3. 前沿性

互联网技术和电子信息技术的快速发展为提升康复手段带来了新的机遇。失语症治疗实验实训中，应纳入康复领域的新技术、新手段的实践操作技能教学，失语症康复中需要大量的重复练习，现代化康复设备及康复云平台的运用可以全面整合言语语言康复训练素材，一方面可以缩短康复师准备的时间，另一方面也能充分调动患者主动参与的兴趣，丰富康复训练形式，从而提升言语语言康复效率 ②。

（三）语言康复治疗实验实训的要求

通过对患者进行口语理解、书面语理解、口语表达和书面语表达训练，帮助障碍患者重新恢复相应的语言理解与语言表达能力，同时通过对患者进行音调、时长、停顿和起音等言语语言综合治疗，全面提升障碍患者的口语表达的自然、流畅程度，最大限度地降低口语表达问题对失语症患者生活的影响。

（1）了解不同失语症类型患者的特征及其障碍表现，对不同类型障碍患者进行语言评估，并撰写成人语言评估报告，制定失语症治疗方案，设

---

① 邱卓英，陈迪，祝捷. 构建基于 ICF 的功能和残疾评定的理论和方法 [J]. 中国康复理论与实践，2010，16（7）：675-677.

② 郭琳琳，苏鹏鹏，杨三华，等. 云技术应用于教育康复专业教学的思考——基于康复云的教学案例 [J]. 绥化学院学报，2018，38（7）：139-141.

定康复训练干预目标。

（2）根据语言评估报告制定的康复方案，针对不同类型障碍患者开展个别化语言康复治疗。

（3）完成28小时实训任务，其中语言评估见习5小时、实习25小时；语言治疗见习5小时、实习25小时，具体内容见表1-1-1。

表1-1-1　语言治疗实验实训要求时间分配表

领域	见习时数/小时	实习时数/小时	见习要求	实习要求
语言评估	5	25	线上成人标准化评估录像1套（含打分）1小时；线上多种障碍类型成人评估片段，4个不同障碍类型成人2小时；线下观摩1个真实案例评估2小时	评估5个个案并撰写评估报告（至少3个类型，不低于80分的标准）
语言治疗	5	25	线上成人标准化语言治疗录像1套（含打分）2小时；线上多种障碍类型成人评估片段，2个不同障碍类型成人2小时；线下观摩1个真实案例评估1小时	20次个别化训练课（3个类别的成人）；4次汇报

失语症治疗规范化流程

基于 ICF 的成人语言障碍精准评估与康复训练共分为四个步骤，如图 1-2-1 所示。

（1）ICF 功能评估：主要包括精准评估、ICF 成人语言功能报告单，目的是精准评估患者的成人语言状况并基于 ICF 划分语言功能损伤等级。

（2）制订治疗计划：基于 ICF 的成人语言评估条目，提出针对各个成人语言功能的康复训练内容，并由言语治疗师根据患者的语言情况制订针对性的治疗计划。

（3）康复训练与监控：由言语治疗师根据制订的治疗计划进行精准康复，并监控短期目标完成情况及实时康复效果。

（4）疗效评价：经过阶段性的康复训练之后（一个月或三个月），由言语治疗师为患者进行阶段性评估，了解其是否达到康复目标，并调整康复计划。

基于 ICF 的成人语言障碍精准评估与康复训练这四个步骤之间是紧密结合的关系，在不断的循环过程中实现成人语言功能的改善与提高。

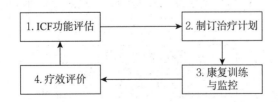

图 1-2-1 基于 ICF 的成人语言障碍精准评估与康复训练步骤

每一个康复环节中都包括一些更为具体的工作，如图 1-2-2 所示，接诊一位患者，首先要对患者的一些基本信息做了解，包括年龄、职业、语言环境等人口学特征，起病时间、治疗情况等现病史，以及通过交谈、观察，结合患者及家属主诉对患者的言语、语言及认知功能等方面做了解。然后为患者进行语言功能精准评估，确定功能损伤等级，填写 ICF 成人语言功能报告单。治疗计划要根据患者的精准评估结果来制订，具体包括选择合适的治疗方法，确定阶段性的治疗目标等。康复治疗实施是整体规范流程中的关键环节，要求治疗师在每次治疗的前后进行实时监控，评价每次治疗的效果；同时也要针对周期康复的目标进行短期评估，适时地调整治疗计划。最后在康复过程中进行阶段性的疗效评价，完成初期、中期、末期三期的评定。

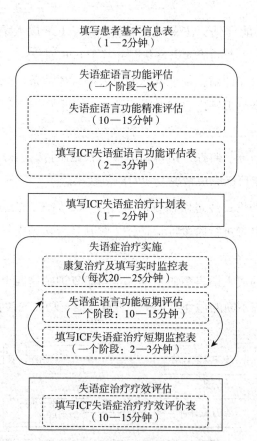

图 1-2-2　语言治疗规范化流程图

（一）填写患者基本信息

进行语言治疗之前，康复师首先收集患者的基本信息，包括年龄、性别、相关病史及治疗状况、是否接受过康复治疗及治疗情况、有无其他疾病史、主要语言、言语症状等，详见本书第二章第一节。

（二）失语症语言功能精准评估

根据基本信息，康复师可以了解到患者是否存在语言功能问题，接下来通过对口语理解、书面语理解、右侧大脑功能、口语表达、书面语表达和姿势语表达六大功能中的参数进行精准评估，获得客观的数据，同时填写语言功能精准评估表。

然后，将测得的各项参数的数据输入 ICF 转换器，与对应的参考标准值进行对比，即与同年龄、同性别正常人相应参数的参考标准值进行比较，确定该参数是否在正常范围内，并得出患者各项功能的损伤程度，同时填写 ICF 语言功能评估表。

通过语言功能精准评估及 ICF 成人语言功能评估，便于康复师明确患者口语理解、书面语理解、右侧大脑功能、口语表达、书面语表达和姿势语表达六大功能的详细情况，为后续制订语言治疗计划提供依据。为及时调整治疗计划，建议每个阶段均进行一次语音功能精准评估，具体的测量步骤详见本书第二章的第一节及第二节。

（三）失语症治疗计划

康复师在明确诊断患者语言障碍类型的基础上，制订相应的语言治疗计划。每个患者的治疗计划均是根据其语言障碍的类型、程度和原因有针对性、计划性地进行制订的。该治疗计划包括语言治疗的主要任务、治疗方法、实施计划的人员、治疗前患者的程度、预期目标（中期、长期目标）及治疗后患者所达到的程度等，其中具体治疗任务、治疗方法等详见本书第二章第三节。

（四）康复治疗实施

1. 实时监控

整个语言治疗过程遵循评估—治疗—监控—治疗—评估的科学程序，在尽可能短的时间内使患者的语言功能障碍得到康复。因此，在每次进行语言治疗的前后，要对患者进行实时监控，即监控训练前描述及训练效果的描述。训练前描述是指每次训练前患者的语言功能情况，训练效果是指每次训练后患者通过一次训练所达到的语言功能情况。通过训练前描述与训练效果的对比能更客观地掌握一次训练对患者语言功能的改善情况，通过连续几次训练效果的对比能直观地掌握患者的进步情况。在语言康复过程中，采用与 ICF 成人语言功能评估对应的项目作为实时监控的指标。在实际进行实时监控的过程中，通常可以采用上一次训练效果的情况作为下一次训练前的描述，缩短每次训练用于实时监控的时间，具体的实时监控参数详见本书第三章。

2. 康复治疗

康复师在实施临床康复训练时，需要根据患者的实际情况，将多种治疗方法及康复手段进行有机结合，以便在有效时间内让患者得到最有针对性的治疗，获得最佳的康复效果，具体语言治疗的方法及手段详见本书第四章。

3. 短期目标监控

在语言的康复过程中，康复师会根据患者的具体情况设立康复目标，通常包括长期目标与短期目标，康复师通过语言功能精准评估来进行长期目标的监控，通过实时监控了解每次训练情况的详情，而短期目标的监控通常在 1—5 次训练后进行，具体监控时间视患者的情况而定。短期目标监控的项目与 ICF 成人语言功能评估的项目一致，对口语理解、书面语理解、口语表达、书面语表达和姿势语表达功能进行定量评估，通过 ICF 转换器得到患者的损伤程度，具体的短期目标监控的项目及填表方式详见第三章第三节。

（五）失语症治疗疗效评价

在语言康复的过程中，我们将整个康复治疗的进程分为初期、中期及末期。康复初期会对患者进行精准评估，得到患者各项功能的损伤程度与长期目标值，同时也作为疗效评价中初期评估的损伤程度与目标值。当进行一个阶段的康复后，康复师将对患者进行语言功能评估，将该阶段的语言功能评估结果作为患者中期评估的结果。同时对初期与中期的评估结果作为疗效评价进行对比，得到患者治疗前后的语言功能对比，监控治疗效果是否达到长期目标，便于康复师进行语言治疗计划及训练目标的调整。而末期评估则是在患者即将结束所有康复训练时进行的，评价患者康复治疗后语言功能整体情况，是否达到患者及其家属所预期的目标，具体语言功能疗效评价的内容详见第四章第一节。

失语症康复治疗的常用工具

系统、高效的失语症患者康复离不开高科技仪器设备的帮助，现代化的康复仪器是解决失语症患者众多而言语康复专业人才奇缺问题的最好办法。[①] 常用的失语症评估与训练工具包括语言认知评估训练与沟通仪、联想视听统合训练软件、口语诱导软件和 ICF 转换器等四类康复工具。使用现代化康复设备能够帮助治疗师快速、有效地开展工作，使患者获得较好的康复效果。本章将会详细介绍此四类常用康复工具。

一、语言认知评估训练与沟通仪

（一）言语语言综合训练仪软件

言语语言综合训练仪（如图 1-3-1 所示），是利用数字信号处理技术和实时反馈技术，对言语功能进行定量测量、评估和实时训练的现代化言语治疗设备。可依据《言语治疗学》中的言语功能评估标准对言语的呼吸功能、发声功能、共鸣功能进行评估，并制定合理的矫治方案。它通过对言语、构音、语音进行实时检测处理，用于言语障碍的功能评估。[②]

训练仪通过实时多维建模技术为言语功能检测提供技术参数，如图 1-3-2 所示，可开展 ① 言语呼吸、发声、共鸣、构音、语音功能的实时

---

① a Ilias Papathanasiou, Patrick Coppens. Aphasia and Related Neurogenic Communication Disorders[M]. 2nd ed. Sudbury：Jones & Bartlett Publishers, Inc, 2016.

② 杜晓新，黄昭鸣. 教育康复学导论 [M]. 北京：北京大学出版社，2018.

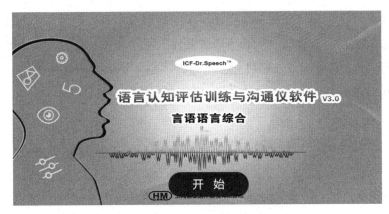

图 1-3-1 言语语言综合训练仪软件

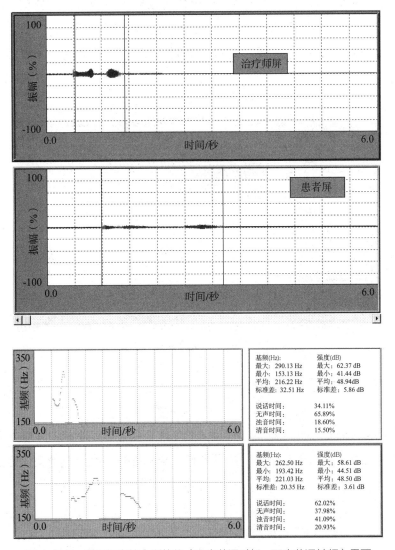

图 1-3-2 言语语言综合训练仪(双音节词时长、双音节词基频)界面

测量（音域图、聚焦图等）；② 采用单一被试技术对言语康复效果进行评估和全程监控，为言语、构音、语音的诊断提供相关信息，以及康复过程的监控；③ 通过上下双屏模式，为患者在康复训练中更好地提供视觉反馈，提高康复效果。

（二）失语症评估软件

失语症评估系统（如图 1-3-3 所示），是在整合国外、国内常用失语症检查量表的基础上，以中文为基准研发的一套失语症评估工具，该系统是针对失语症患者设计的一种现代化康复评估设备。主要应用于衡量患者的语言障碍类型及严重程度；判断患者损失或残余的语言能力；为后续训练提供参考依据，使得训练过程更具有针对性、合理性和科学性。[①]

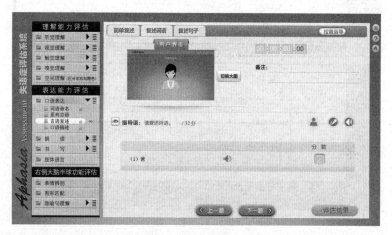

图 1-3-3　失语症评估软件界面

（三）失语症训练软件

失语症训练系统（如图 1-3-4，图 1-3-5 所示），是一套针对失语症患者设计的现代化康复设备，该设备是一套标准化、系统化的失语症训练

---

① 杜晓新，黄昭鸣.教育康复学导论 [M].北京：北京大学出版社，2018.

系统。[①] 它是以中文为基准研发的失语症训练工具，符合中国文化及中文语言学习特点。失语症训练系统特点：① 选用日常生活中常见词语作为训练内容，合理编排，循序渐进；② 使用大量的听觉刺激、图片刺激等工具，能够吸引患者兴趣；③ 从听觉、视觉等多通道对患者进行刺激，充分利用患者的优势刺激模式。

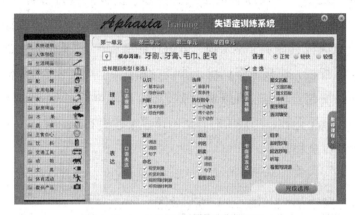

图 1-3-4　失语症训练系统软件界面 1

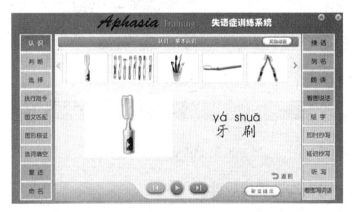

图 1-3-5　失语症训练系统软件界面 2

（四）言语重读干预软件

基于语音信号处理技术、快速傅里叶变换技术、实时语音反馈技术开发的言语重读干预软件（见图 1-3-6），主要用于言语韵律障碍的测量评

① 杜晓新，黄昭鸣.教育康复学导论 [M].北京：北京大学出版社，2018.

估，提供言语韵律训练、言语重读干预。言语重读干预软件主要针对在重音、重读、语调、节奏等方面存在问题的语言韵律障碍患者，他们的症状表现为说话断续、不流畅，停顿不当，语调单一，问句无语气等[①]。言语重读干预软件主要功能有：① 言语语言韵律多维测量，可开展超音段音位升降调测量，超音段音位重读测量；② 词句段重读的实时视听反馈训练，进行声母、韵母、声韵组合的慢板、行板、快板的实时视听反馈训练，字、词、句、段重读的对比式实时视听反馈训练；③ 内置康复课程，包括重读治疗课程、音乐干预课程、言语技能课程；④ 重读节奏训练，可进行慢板、行板、快板节奏训练；⑤ 言语韵律电声门图实时评估和康复训练，可开展超音段音位升降调、重读的言语电声门图发声训练；⑥ 言语韵律康复效果监控，采用实时言语韵律多维建模和单一被试技术对韵律康复效果进行全程监控。

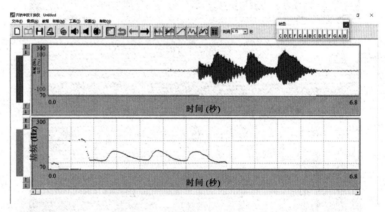

图 1-3-6　言语重读干预软件界面

（五）辅助沟通训练软件

辅助沟通训练软件（如图 1-3-7 所示），主要用于替代和扩大沟通，指运用一定的技术、设备及相关理论，补偿或改善由于言语语言方面受限的成人的沟通能力。[②]

该软件采用 384 个标准图形符号进行社交技巧训练，含 8 个分类：

① 黄昭鸣，朱群怡，卢红云.言语治疗学 [M].上海：华东师范大学出版社，2017.
② 杜晓新，黄昭鸣.教育康复学导论 [M].北京：北京大学出版社，2018.

① 名词、动词、数量；② 水果、点心、饮料、主食；③ 时间、课程、乐器；④ 生活、室内活动、户外活动；⑤ 常用物品、衣物、餐具；⑥ 公共场所、交通、身体；⑦ 天气、动物、昆虫、节日；⑧ 情绪、社交技巧。为有语言障碍的成人提供语言矫治内容及训练形式。

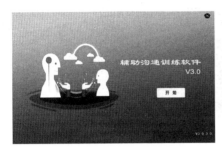 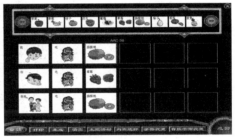

图 1-3-7 辅助沟通训练软件界面

二、联想视听统合训练软件

联想视听统合训练软件（如图 1-3-8，图 1-3-9 所示），通过对实时听觉言语、视听诱导信号进行基频、谐波、FFT、LPC、语谱图的检测与处理，为语言障碍者的康复训练、疗效监控提供相关信息，为可视音乐、视觉交叉和脑电波诱导干预提供技术参数及康复指导[①]。其主要功能如下。

（1）从视觉、听觉方面进行实时节奏、音调、音强视听统合训练。

（2）音乐干预视听综合训练：选用正性、中性、负性等可视音乐，嵌入 α 波、β 波、θ 波、α/θ 波等脑电波诱导信号，并与速写、镜像、卡通、虚幻视频画面效果相配合进行动态的视听统合训练。

（3）通过丰富变换图像结合动态文字书写，进行语言理解障碍与书写障碍的康复治疗。

---

① 杜晓新，黄昭鸣 . 教育康复学导论 [M]. 北京：北京大学出版社，2018 .

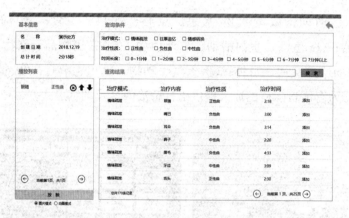

图 1-3-8 联想视听统合训练软件界面

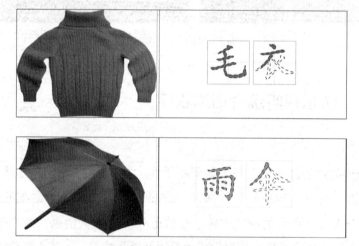

图 1-3-9 联想视听统合训练软件（动态训练过程）

三、口语诱导软件

口语诱导软件（如图 1-3-10 所示），运用数字信号处理技术和实时反馈技术，将声音转化为"可视化"的色彩和变化的线条，患者的发声驱动视觉图形的三维运动和空间频率变化，同时会带动目标训练词语的变化。口语诱导软件包含线性延伸和空间想象两种变换形式，通过视觉的刺激反馈，进行"可视化"诱导发声训练，刺激患者的语言理解与表达，极大地激发患者开口发声的兴趣，帮助患者实现从"无声"到"有声"的转变。

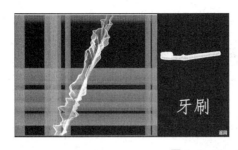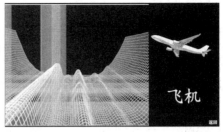

图 1-3-10 口语诱导软件

四、ICF 转换器

ICF 转换器（如图 1-3-11 所示），基于 ICF 核心分类组合将言语功能测量评估的结果进行标准化转换，对言语嗓音、构音语音、儿童语言、成人语言、认知等模块的定量测量及评估结果进行标准化等级转换，确定患者的言语、语言、认知功能损伤程度，并提供相关功能损伤的具体情况。

ICF 转换器主要用于对成人语言功能损伤进行标准化等级转换，基于 ICF 核心分类组合 b16700 口语理解、b16701 书面语理解、b16708 其他特指语言理解、b16710 口语表达、b16711 书面语表达和 b16713 姿势语表达，对患者的语言理解和表达能力进行损伤程度的判定，以及功能损伤的具体问题描述，见表 1-3-1。

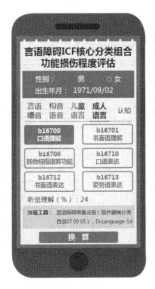

图 1-3-11 ICF 转换器

表 1-3-1 ICF 转换原理：成人语言功能测量（定量）→ ICF 功能损伤程度（定性）

领域	内容	测量参数	身体功能	无损伤 0	轻度损伤 1	中度损伤 2	重度损伤 3	完全损伤 4
成人语言 18 岁	口语理解	听觉理解	b16700 口语理解	96%—100%	76%—95%	51%—75%	5%—50%	0%—4%
	书面语理解	视觉理解	b16701 书面语理解	96%—100%	76%—95%	51%—75%	5%—50%	0%—4%
	右脑功能	情绪辨别 ……	b16708 其他特指的语言理解	96%—100%	76%—95%	51%—75%	5%—50%	0%—4%
				……				
	口语表达	简单复述	b16710 口语表达	96%—100%	76%—95%	51%—75%	5%—50%	0%—4%
		双音节词时长		0.41—0.81	0.31—0.40	0.21—0.30	0.03—0.20	0.0—0.02
		……		……				
	书面语表达	书写	b16711 书面语表达	96%—100%	76%—95%	51%—75%	5%—50%	0%—4%
	姿势语表达	肢体语言	b16713 姿势语表达	96%—100%	76%—95%	51%—75%	5%—50%	0%—4%
全部年龄标准请参考 ICF 转换器								

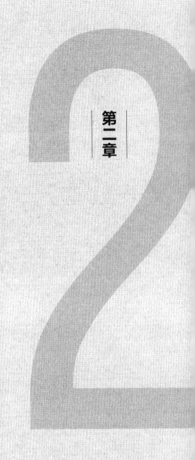

第二章

ICF 框架下的失语症语言功能评估

失语症治疗以语言功能评估为基础，精准的语言功能评估有助于语言治疗的顺利开展。同时，语言功能评估是一项系统性、专业化的活动，因此失语症评估与治疗需要科学系统的评估步骤和流程。本章将详细介绍ICF框架下的失语症语言功能评估程序，具体包括如何规范地开展失语症语言功能的精准评估、如何正确地填写ICF失语症语言功能评估表以及如何科学地制订失语症治疗计划等内容，使在临床中的失语症语言功能评估能够顺利展开。

失语症语言功能的精准评估

失语症语言功能的精准评估是 ICF 框架下的失语症评估的首要步骤，能够为后续确定语言功能损伤等级以及制订治疗计划奠定基础。失语症语言功能的精准评估主要内容涉及掌握患者基本信息，开展口语理解能力、口语表达能力、书面语理解能力、书面语表达能力精准评估等。本节将会详细介绍失语症语言功能的精准评估的步骤与方法，同时借助案例示范来进行补充说明。

一、患者基本信息采集

评估失语症患者语言功能之前，需要对患者的病史，语言认知的基本情况做一个了解。首先要了解患者的吞咽功能，患者能否正常进食，或是以流食为主，可以提示患者口咽部肌肉的运动功能。患者的言语功能是需要了解的重要信息。实践中可以通过和患者交谈，询问一些基本信息，比如姓名、家庭住址 / 成员等，对患者的理解和表达情况做大致了解，也可向患者家属了解相应情况。同时应从患者的言语中判断有无声音嘶哑、气息声、呼吸支持不足等言语功能异常。此外，可用手接触患者的嘴唇、面颊等口部器官，判断感知觉、肌张力等情况。

（一）患者基本信息表

表 2-1-1　患者基本信息表

医院、康复机构、特殊教育学校、资源中心

患者信息

姓　名 ＿＿＿＿＿＿　出生日期 ＿＿＿＿＿＿　性别：□ 男　□ 女

检查者 ＿＿＿＿＿＿　首评日期 ＿＿＿＿＿＿　编号 ＿＿＿＿＿

类　型：□ 智障　□ 听障　□ 脑瘫　□ 孤独症　□ 发育迟缓

　　　　□ 失语症＿＿＿＿＿　□ 神经性言语障碍（构音障碍）

　　　　□ 言语失用症　□ 其他

主要交流方式：□ 口语　□ 图片　□ 肢体动作　□ 基本无交流

听力状况：□ 正常　□ 异常　听力设备：□ 人工耳蜗　□ 助听器　补偿效果＿＿＿＿

进食状况：＿＿＿＿＿＿＿＿＿＿＿＿＿＿＿＿＿＿＿＿＿＿＿＿＿＿＿＿＿＿

言语、语言、认知状况：＿＿＿＿＿＿＿＿＿＿＿＿＿＿＿＿＿＿＿＿＿＿＿＿＿＿
＿＿＿＿＿＿＿＿＿＿＿＿＿＿＿＿＿＿＿＿＿＿＿＿＿＿＿＿＿＿＿＿＿＿＿＿
＿＿＿＿＿＿＿＿＿＿＿＿＿＿＿＿＿＿＿＿＿＿＿＿＿＿＿＿＿＿＿＿＿＿＿＿

口部触觉感知状况：＿＿＿＿＿＿＿＿＿＿＿＿＿＿＿＿＿＿＿＿＿＿＿＿＿＿＿

（二）患者基本信息表示例

表 2-1-2　患者基本信息表示例

医院、康复机构、特殊教育学校、资源中心

患者信息

姓　名 　李某某　　出生日期 　1969.3.18　　性别：☑ 男　□ 女

检查者 　孙　进　　首评日期 　2018.9.10　　编号 　014　

类　型：□ 智障　□ 听障　□ 脑瘫　□ 孤独症　□ 发育迟缓

　　　　☑ 失语症 运动性失语　□ 神经性言语障碍（构音障碍）

　　　　□ 言语失用症　□ 其他

主要交流方式：□ 口语　□ 图片　□ 肢体动作　☑ 基本无交流

听力状况：☑ 正常　□ 异常　听力设备：□ 人工耳蜗　□ 助听器　补偿效果＿＿＿＿

进食状况：无明显异常。

言语、语言、认知状况：语言理解能力：听觉理解差，不能根据指令做动作；语言表达能力：语量少，启动困难，命名、复述差，口语表达语法词缺失；言语方面：异常停顿，音节拖长、重复。

口部触觉感知状况：右侧唇面部感知觉异常。

二、失语症语言功能精准评估

（一）口语理解能力精准评估

听觉理解能力评估

听觉理解能力是指人对口语的理解能力。听觉理解能力评估按照日常口语使用习惯，选择常用的物品和简单句式，采用听回答、听选择与执行口头指令的测试形式。听觉理解能力测验共 21 个题项，考察患者对口语的理解能力，为判断患者口语理解能力的损伤程度和残余功能、为干预患者的语言障碍问题提供了科学有效的依据。

测试工具：失语症评估软件。

听回答得分记录：5 秒内回答正确得 3 分，5 秒后回答正确得 2 分，自我纠正后回答正确得 1 分，回答错误得 0 分；听选择得分记录：正确得 1 分，错误得 0 分；执行口头指令得分记录：第 1、2 题以 0、2、3 计分，第 3、4 题以 0、2、3、4、5、6 计分，第 5、6 题以 0、2、3、4、5、6、7、8、9 计分。

表 2-1-3 听觉理解能力评估表

听回答				
测试内容	口语回答		非口语回答		得　分
	是	不是	是	不是	
你叫王芳，是吗？					
你今年 28 岁，是吗？					
你现在在医院，是吗？					
今年是 2000 年，是吗？					
夏天很热，是吗？					

听选择			
测试内容	得　分	测试内容	得　分
铅笔		牙刷	
脚		香烟	

续表

手表		刀	
剪刀		杯子	
线		电视机	

执行口头指令	
测试内容	得 分
指一指门。	
看一看天花板。	
指一指窗户，再拍一拍书桌。	
踩一踩脚，然后摇一摇头。	
把手放在自己的头上，闭上眼睛，然后点点头。	
一手握拳，回头看一下后方，然后咳嗽一下。	

	听回答	听选择	执行口头指令	总 分
得 分	/15	/10	/36	/61
正确率	%	%	%	%

结果分析与建议
整体听觉理解能力得分：××××××
1. 听回答能力得分：××××××
2. 听选择能力得分：××××××
3. 执行口头指令能力得分：××××××

表 2-1-4 听觉理解能力评估表示例

听回答					
测试内容	口语回答		非口语回答		得 分
	是	不是	是	不是	
你叫王芳，是吗？		√			3
你今年 28 岁，是吗？				√	3
你现在在医院，是吗？			√		2
今年是 2000 年，是吗？	√				0
夏天很热，是吗？			√		2

听选择				
测试内容	得 分			得 分
铅笔	0	牙刷		0
脚	0	香烟		1

续表

手表	1	刀	0
剪刀	1	杯子	1
线	0	电视机	1

执行口头指令

测试内容	得 分
指一指门	3
看一看天花板	3
指一指窗户，再拍一拍书桌	0
跺一跺脚，然后摇一摇头	2
把手放在自己的头上，闭上眼睛，然后点点头	4
一手握拳，回头看一下后方，然后咳嗽一下	4

	听回答	听选择	执行口头指令	总 分
得 分	10/15	5/10	16/36	31/61
正确率	66.7%	50.0%	44.5%	50.8%

结果分析与建议
整体听觉理解能力得分：31 分，正确率为 50.8%
1. 听回答能力得分：10 分，正确率为 66.7%
2. 听选择能力得分：5 分，正确率为 50.0%
3. 执行口头指令能力得分：16 分，正确率为 44.5%

（二）书面语理解能力精准评估

视觉理解能力评估

视觉理解能力是指人对书面语的理解能力。视觉理解能力评估按照日常语言使用方式，采用图片与实物配对、图片与文字配对和选词填空三方面评估患者的视觉理解能力。视觉理解能力测验共 13 个题项，考察患者对书面语的理解能力，为判断患者书面语理解能力的损伤程度和残余功能、为干预患者的语言障碍问题提供了科学有效的依据。

测试工具：失语症评估软件。

配对项目得分记录：正确得 1 分，错误得 0 分；选词填空得分记录：正确得 3 分，自我纠正后选择正确得 2 分，错误得 0 分。

表 2-1-5 视觉理解能力评估表

图片与实物配对		图片与文字配对	
测试内容	得　分	测试内容	得　分
铅笔		牙刷	
脚		香烟	
手表		刀	
剪刀		杯子	
线		电视机	
选词填空			
测试内容			得　分
下雨了，要穿＿＿＿＿＿＿＿。			
星期六，我们一起去＿＿＿＿＿＿＿旅行吧。			
昨天晚上倾盆大雨，雷声轰鸣，今天早上却阳光＿＿＿＿＿＿＿。			
	图片与实物配对	图片与文字配对	选词填空	总　分
得　分	/5	/5	/9	/19
正确率	％	％	％	％

结果分析与建议
整体视觉理解能力得分：××××××
1. 图片与实物配对能力得分：××××××
2. 图片与文字配对能力得分：××××××
3. 选词填空能力得分：××××××

表 2-1-6 视觉理解能力评估表示例

图片与实物配对		图片与文字配对	
测试内容	得　分	测试内容	得　分
铅笔	1	牙刷	1
脚	1	香烟	1
手表	1	刀	0
剪刀	1	杯子	1
线	0	电视机	1
选词填空			
测试内容			得　分
下雨了，要穿＿＿＿＿＿＿＿。			3

续表

| 星期六，我们一起去＿＿＿＿＿＿旅行吧。 | | | | 0 |
| 昨天晚上倾盆大雨，雷声轰鸣，今天早上却阳光＿＿＿＿＿＿。 | | | | 2 |
	图片与实物配对	图片与文字配对	选词填空	总　分
得　分	4/5	4/5	5/9	13/19
正确率	80.0%	80.0%	55.6%	68.4%

结果分析与建议
整体视觉理解能力得分：13 分，正确率为 68.40%
1. 图片与实物配对能力得分：4 分，正确率为 80.0%
2. 图片与文字配对能力得分：4 分，正确率为 80.0%
3. 选词填空能力得分：5 分，正确率为 55.60%

（三）其他特指的语言理解能力精准评估

右脑功能评估

根据 ICF，其他特指的语言理解能力意指与语言的理解有着高度相关，但不能单纯地从功能角度清楚划分的一些功能的总称。语言功能除由左脑的语言中枢控制的成分之外，语言韵律的加工、语言情绪的加工以及语言的高级推理功能等需要右脑的参与，因此对其他特指语言理解能力的评估，主要是对患者右侧大脑半球中与语言相关的功能进行评估[1]。根据右侧大脑半球相关的语言功能，选择表情辨别、图形匹配和隐喻句理解三个评估项目，了解患者的右侧大脑与语言相关的功能是否受损。表情辨别题目如图 2-1-1（a）所示，要求患者在给出的表情中进行辨别，找出目标表情；图形匹配形式如图 2-1-1（b），2-1-1（c）所示，要求患者在给定的选项中找出与目标图形相匹配的图形；隐喻句理解采用短文作为材料，采用听觉与视觉两种评估形式，考察患者对语义的抽象理解能力，测试内容如图 2-1-1（d）所示。让患者读短文，根据短文含义选择相应选项。听觉隐喻句理解则给患者朗诵一段短文，小明问丁丁："听说你偷了我的玩具？"丁

---

① Ilias Papathanasiou, Patrick Coppens. Aphasia and Related Neurogenic Communication Disorders[M]. 2nd ed. Sudbury：Jones & Bartlett Publishers, Inc, 2016.

丁故作镇静地说："谁说的？我没偷你的玩具。"小明说："无风不起浪。"丁丁以为自己被看穿了，心想：难道他有什么证据吗？要是被他知道了，我就死了。选项为：① 丁丁死了；② 今天的风浪很大；③ 丁丁偷了小明的玩具；④ 小明的家住在海上。右侧大脑半球功能评估共包括 8 个题项，为全面了解患者语言功能损伤、制订治疗计划提供依据。

测试工具：失语症评估软件。

表情辨别项目得分记录：正确得 1 分，错误得 0 分；图形匹配得分记录：正确得 2 分，错误得 0 分；隐喻句理解得分记录：正确得 10 分，听觉理解材料重复 2 次以上，或视觉理解短文呈现 2 分钟以上做出选择得 5 分，错误得 0 分。

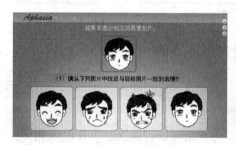

a. 表情辨别

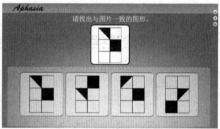

b. 图形匹配 1

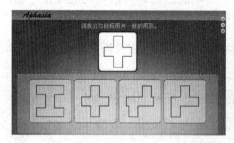

c. 图形匹配 2

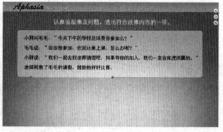

d. 隐喻句理解

图 2-1-1　右脑功能评估

表 2-1-7　右脑功能评估表

表情辨别	
测试内容	得　分
请从下列图片中找出与目标图片一致的表情。（目标为无表情）	
如果亲人去世了，应该出现怎样的表情？	
看喜剧片时，应该出现怎样的表情？	

续表

生气时，应该出现怎样的表情？			
图形匹配见图 2-1-1（b），2-1-1（c）			
题　号	得　分	题　号	得　分
1.		2.	

隐喻句理解能力		
测试内容		得　分
听觉隐喻句理解		
视觉隐喻句理解		

	表情辨别	图形匹配	隐喻句理解	总　分
得　分	/4	/4	/20	/28
正确率	%	%	%	%

结果分析与建议
整体右侧大脑半球能力得分：××××××
1. 表情辨别能力得分：××××××
2. 图形匹配能力得分：××××××
3. 隐喻句理解能力得分：××××××

表 2-1-8　右脑功能评估示例表

表情辨别	
测试内容	得　分
请从下列图片中找出与目标图片一致的表情。（目标为无表情）	1
如果亲人去世了，应该出现怎样的表情？	1
看喜剧片时，应该出现怎样的表情？	1
生气时，应该出现怎样的表情？	1

图形匹配见图 2-1-1（b），2-1-1（c）			
题　号	得　分	题　号	得　分
1.	2	2.	0

隐喻句理解能力	
	得　分
听觉隐喻句理解	5
视觉隐喻句理解	5

续表

	表情辨别	图形匹配	隐喻句理解	总　分
得　分	4/4	2/4	10/20	16/28
正确率	100.0%	50.0%	50.0%	57.1%

结果分析与建议
整体右侧大脑半球能力得分：16 分，正确率为 57.1%
1. 表情辨别能力得分：4 分，正确率为 100.0%
2. 图形匹配能力得分：2 分，正确率为 50.0%
3. 隐喻句理解能力得分：10 分，正确率为 50.0%

（四）口语表达能力精准评估

1. 词语命名评估

词语命名是语言功能的重要体现，在一定认知基础上衔接语言理解与语言表达。词语命名评估选择日常生活中常见的事物为评估材料，采用听觉刺激、视觉刺激、视听同时刺激、视听继时刺激和续话反应等五种评估形式，组合图片和声音评估患者在不同刺激形势下对生活中常见事物的命名能力。[①] 通过多种形式的词语命名评估充分了解患者的残余能力，以及患者的优势刺激模式，为后续康复治疗提供指导。

测试工具：失语症评估软件。

测试项目得分记录：正确得 2 分，自我纠正、5 秒内无反应，重复听指令后反应、视觉 / 听觉提示后反应正确得 1 分，错误得 0 分。

表 2-1-9　词语命名能力精准评估表

视觉刺激		听觉刺激	
测试内容	得　分	测试内容	得　分
手		生病的时候一般会去哪里看病?	
床		用什么梳头发?	
头发		下雨天用什么挡雨?	

视频

听觉命名
能力评估

视频

视觉命名
能力评估

视频

听视觉继时命
名能力评估

视频

续话反应
评估

① 朱红 . 不同刺激模式下失语症命名能力的特征及治疗策略的研究 [D]. 上海：华东师范大学学前教育与特殊教育学院，2014.

续表

电池		口渴的时候喝什么？	
自行车		如果触犯了法律，会被送去哪儿？	
听视觉同时刺激		**听视觉继时刺激**	
测试内容	得　分	测试内容	得　分
"丁零零"，是什么东西响了？		什么动物会"喵喵"叫？	
人可以坐在什么上面？		我们用什么写字？	
用什么餐具喝汤？		在医院里，给人看病的是谁？	
什么动物会"哞哞"叫？		每天看什么可以知道新闻？	
洗澡后用什么擦干身体？		学生去哪儿上学？	

续话反应	
测试内容	得　分
盐是咸的，糖是＿＿＿＿＿＿。	
老虎嗷嗷叫，小狗＿＿＿＿＿＿。	
冬天是寒冷的，夏天＿＿＿＿＿＿。	
哑巴吃黄连，＿＿＿＿＿＿。	
床前明月光，＿＿＿＿＿＿。	

	视觉刺激	听觉刺激	听视同时	听视继时	续话反应	总分
得　分	/10	/10	/10	/10	/10	/50
正确率	%	%	%	%	%	%

结果分析与建议
整体词语命名能力得分：××××××
1. 视觉刺激词与命名能力得分：××××××
2. 听觉刺激词与命名能力得分：××××××
3. 听视觉同时刺激词与命名能力得分：×××××
4. 听视觉继时刺激词与命名能力得分：××××××
5. 续话反应能力得分：××××××

表2-1-10　词语命名能力精准评估表示例

视觉刺激		**听觉刺激**	
测试内容	得　分	测试内容	得　分
手	1	生病的时候一般会去哪里看病？	2
床	1	用什么梳头发？	2
头发	0	下雨天用什么挡雨？	0

续表

电池	0	口渴的时候喝什么？	1
自行车	1	如果触犯了法律，会被送去哪儿？	1

听视觉同时刺激		听视觉继时刺激	
测试内容	得 分	测试内容	得 分
"丁零零"，是什么东西响了？	0	什么动物会"喵喵"叫？	2
人可以坐在什么上面？	2	我们用什么写字？	0
用什么餐具喝汤？	0	在医院里，给人看病的是谁？	0
什么动物会"哞哞"叫？	2	每天看什么可以知道新闻？	1
洗澡后用什么擦干身体？	1	学生去哪儿上学？	1

续话反应	
测试内容	得 分
盐是咸的，糖是_____。	1
老虎嗷嗷叫，小狗_____。	0
冬天是寒冷的，夏天是_____。	2
哑巴吃黄连，_____。	0
床前明月光，_____。	2

	视觉刺激	听觉刺激	听视同时	听视继时	续话反应	总 分
得 分	3/10	6/10	5/10	4/10	5/10	23/50
正确率	30.0%	60.0%	50.0%	40.0%	50.0%	46.0%

结果分析与建议

整体词语命名能力得分：23分，正确率为46.0%

1. 视觉刺激词与命名能力得分：3分，正确率为30.0%
2. 听觉刺激词与命名能力得分：6分，正确率为60.0%
3. 听视觉同时刺激词与命名能力得分：5分，正确率为50.0%
4. 听视觉继时刺激词与命名能力得分：4分，正确率为40.0%
5. 续话反应能力得分：5分，正确率为50.0%

2. 简单复述评估

简单复述测试主要考察成人对无意义音节 /pa/、/ta/、/ka/ 以及无意义音节转换 /pa-ta-ka/ 的复述能力。失语症患者脑损伤部位常累及言语运动中枢，且伴有言语失用症、神经性言语障碍等，通过简单复述能够测试患者的发音

视 频

简单复述功能
的评估

器官的运动功能是否受到损伤以及塞音构音功能是否损伤，反映测试者口腔轮替运动能力、塞音构音功能及言语流利程度。[①] 低于正常同龄者的数值，表示口腔轮替运动能力、塞音构音功能及言语流利程度存在损伤。

测试工具：言语语言综合训练仪软件，失语症评估软件。

测试项目得分记录：1—3 题每秒 5 次以上得 3 分，每秒 3—4 次得 2 分，每秒 1—2 次得 1 分，每秒 1 次不到得 0 分；4—5 题每秒 2 次以上得 3 分，每秒 1 次得 2 分，每秒 1 次不到得 1 分，无法发音得 0 分。

表 2-1-11　简单复述能力精准评估表

序　号	测试内容	得　分	塞音习得情况
1	/papapapa……/		
2	/tatatata……/		
3	/kakakaka……/		
4	/patakapatakapatakapataka……/		
5	/pakatapakatapakatapakata……/		
总　分	/15	正确率	％
结果分析与建议 简单复述能力得分：××××××|			

表 2-1-12　简单复述能力精准评估表示例

序　号	测试内容	得　分	塞音习得情况
1	/papapapa……/	1	
2	/tatatata……/	2	
3	/kakakaka……/	1	塞音 /p/、/t/ 损伤
4	/patakapatakapatakapataka……/	1	
5	/pakatapakatapakatapakata……/	1	
总　分	6/15	正确率	40.0%
结果分析与建议 简单复述能力得分：6 分，正确率为 40.0%；塞音构音功能受损，塞音 /p/、/t/ 损伤				

3. 词语复述评估

词语复述是语言理解到语言表达转换功能的体现。词语复述测试选择生活常用词，反映测试者对生活常用词的复述能力。低于正常同龄者的数

---

① 黄昭鸣，朱群怡，卢红云.言语治疗学 [M].上海：华东师范大学出版社，2017.

值，表示词语复述能力越差。

测试工具：失语症评估软件。

测试项目得分记录：正确得 2 分，自我纠正后正确得 1 分，错误得 0 分。

表 2-1-13　词语复述能力精准评估表

序　号	测试内容	得　分	序　号	测试内容	得　分
1	爸		9	玻璃杯	
2	店		10	卫生间	
3	猫		11	拍皮球	
4	火		12	冰激淋	
5	毛衣		13	欣欣向荣	
6	队伍		14	画龙点睛	
7	汽车		15	多多益善	
8	海洋		16	锦上添花	
	单字词	双字词	三字词	四字词	总　分
得　分	/8	/8	/8	/8	/32
正确率	%	%	%	%	%

结果分析与建议
整体词语复述能力得分：××××××
1. 单字词复述得分：××××××
2. 双字词复述得分：××××××
3. 三字词复述得分：××××××
4. 四字成语复述得分：××××××

表 2-1-14　词语复述能力精准评估表示例

序　号	测试内容	得　分	序　号	测试内容	得　分
1	爸	2	9	玻璃杯	0
2	店	2	10	卫生间	1
3	猫	2	11	拍皮球	2
4	火	0	12	冰激淋	0
5	毛衣	2	13	欣欣向荣	0
6	队伍	1	14	画龙点睛	0
7	汽车	2	15	多多益善	1
8	海洋	0	16	锦上添花	0

续表

	单字词	双字词	三字词	四字词	总　分
得　分	6/8	5/8	3/8	1/8	15/32
正确率	75.0%	62.5%	37.5%	12.5%	46.9%

结果分析与建议
整体词语复述能力得分：15 分，正确率为 46.9%
1. 单字词复述得分：6 分，正确率为 75.0%
2. 双字词复述得分：5 分，正确率为 62.5%
3. 三字词复述得分：3 分，正确率为 37.5%
4. 四字成语复述得分：1 分，正确率为 12.5%

4. 言语语言综合评估

视　频

言语语言综合
功能的评估

失语症患者常会伴随神经性言语障碍和言语失用障碍，导致患者在言语时表现出说话费力、气息短、停顿异常、语调单一等问题，也就是说失语症患者的言语功能往往也存在损伤，非流畅型失语症患者表现更为明显。为全面准确地理解患者的功能状态，对患者进行评估时应对患者言语语言综合能力进行测量评估。双音节时长和双音节基频主要考察成人在有意义语言（双音节词）中对于时长和基频的控制能力，反映测试者在言语过程中的自然度[①]。选词考虑到辅音的送气与不送气以及韵母的单韵母和复韵母结构对时长的可能影响，以及声调（四声调）对基频的影响，因此选用了符合以上三个原则的双音节词，"橡皮""眼睛""跳舞"和"熊猫"。若患者双音节词时长、基频参数值低于或高于成人的正常范围，则现阶段需要进行言语功能的针对性训练。

测试工具：言语语言综合训练仪软件。

测试项目得分记录：记录整个音节的时长以及平均基频。

表 2-1-15　双音节词时频精准评估表

序　号	双音节词语	时长 /s	基频 /Hz
1	橡皮		
2	眼睛		

---

① 黄昭鸣，朱群怡，卢红云 . 言语治疗学 [M]. 上海：华东师范大学出版社，2017.

续表

序　号	双音节词语	时长 /s	基频 /Hz
3	跳舞		
4	熊猫		
平均时长、平均基频:			
结果分析与建议 1. 双音节词时长为××× 2. 双音节词基频为×××			

表 2-1-16　双音节词时频精准评估表示例

序　号	双音节词语	时长 /s	基频 /Hz
1	橡皮	1.01	137
2	眼睛	1.42	150
3	跳舞	1.12	127
4	熊猫	1.21	142
平均时长、平均基频:		1.19	139
结果分析与建议 1. 双音节词时长为 1.19 s 2. 双音节词基频为 139 Hz			

5. 句子复述评估

句子复述选用遵循汉语语法构建规则,语义符合正常逻辑规范和语义不符合正常规范的句子,考察患者提取并理解句子成分及复述能力。评估使用听觉刺激结合视觉刺激,从复述语序及复述语量两个角度进行评分,评估测试者理解语言后表达的能力,低于正常同龄者的数值,表示句子复述能力差。

测试工具:失语症评估软件。

测试项目得分记录:1—2题正确得3分,语序颠倒或再次复述后正确得2分,再次复述后语序颠倒或再次复述后只能复述半句得1分,错误得0分;3—5题正确得5分,再次复述后正确得4分,语序颠倒得3分,只能复述半句或再次复述后语序颠倒得2分,再次复述后只能复述半句得1分,错误得0分。

表 2-1-17　句子复述能力精准评估表

序　号	测试内容	得　分
1	我吃过饭了。	
2	冬天比夏天更冷。	
3	请把桌子上的那本书给我。	
4	路边的电线杆被昨晚的大风吹倒了。	
5	河边的柳树上结满了黑色的大苹果。	
得　分	/21	正确率　　%

结果分析与建议
整体句子复述能力得分：×××××

表 2-1-18　句子复述能力精准评估表示例

序　号	测试内容	得　分
1	我吃过饭了。	2
2	冬天比夏天更冷。	2
3	请把桌子上的那本书给我。	2
4	路边的电线杆被昨晚的大风吹倒了。	2
5	河边的柳树上结满了黑色的大苹果。	0
得　分	8/21	正确率　　38.1%

结果分析与建议
整体句子复述能力得分：8 分，正确率为 38.1%

6. 言语语言综合评估（句子时长、句子时频）

句子时长和基频主要考察成人在有意义语言（句子）中对于时长和基频的控制能力，考察患者在表达中是否存在异常停顿、延长、语调变化情况，反映测试者在言语过程中的自然度[①]。

测试工具：言语语言综合训练仪软件。

测试项目得分记录：记录整句的时长以及平均基频。

---

① 黄昭鸣，朱群怡，卢红云 . 言语治疗学 [M]. 上海：华东师范大学出版社，2017.

表 2-1-19　句子时频精准评估表

序　号	句　子	时长 /s	基频 /Hz
1	我吃过饭了。		
结果分析与建议 1. 句子时长为 ××× 2. 句子基频为 ×××			

表 2-1-20　句子时频精准评估表示例

序　号	句　子	时长 /s	基频 /Hz
1	我吃过饭了。	2.8	143
结果分析与建议 1. 句子时长为：2.8 s 2. 句子基频为：143 Hz			

7. 系列言语评估

系列言语评估通过数数、列星期、唱音阶以及唱歌，了解患者对系列言语的表达能力。

测试工具：失语症评估软件。

测试项目得分记录：1、2、3、5 题按照正确个数计分，如有添加或遗漏，则将添加或遗漏的部分删除，剩余个数计分，如果顺序出错，将顺序错误的部分删除计分；第 4 题按歌曲小节数计分。

表 2-1-21　系列语言能力精准评估表

序　号	测试内容		得　分
1	从一数到十。		
2	从星期一数到星期天。		
3	从 do 到 xi 唱出音阶。		
4	唱《生日快乐》歌。		
5	按顺序说出十二生肖。		
得　分	/25	正确率	%
结果分析与建议： 整体系列言语能力得分：××××××			

表 2-1-22　系列语言能力精准评估表示例

序　号	测试内容	得　分
1	从一数到十。	5
2	从星期一数到星期天。	4
3	从 do 到 xi 唱出音阶。	0
4	唱《生日快乐》歌。	1
5	按顺序说出十二生肖。	2
得　分	12/25	正确率	48.0%

结果分析与建议:
整体系列言语能力得分:12 分,正确率为 48.0%

8. 口语描述评估

口语描述采用看图叙述,或限定话题的半结构化自发表达的测试形式,通过看图说话、日常沟通和思维能力三方面的评估,了解患者自发性言语的表达能力。看图说话为患者呈现一张反映日常生活情境的图片,要求患者描述图片上的内容,选择表达情况最好的三句话,根据患者语言的准确性和丰富性评分;日常沟通就生活中的话题与患者进行沟通,引导患者自主表达,考察患者的语言思维和丰富性;思维能力评估考察患者自主表达的语言丰富性、思维性和逻辑性。

测试工具:失语症评估软件。

测试项目评分标准:三方面的评估标准具体如下。

看图说话评分标准:总分 30 分,选择患者表达最好的三句话进行评分,每句最高 10 分。用三个以上短语说出一句正确意义的话,得 10 分;用三个以上短语说出一句话,但意义不正确,得 9 分;用两个短语说出一句意义正确的话,得 8 分;用两个短语说出一句话,但意义不正确,得 7 分;用三个以上短语说出一句意义正确,但与图片内容无关的话,得 6 分;用两个短语说出一句意义正确,但与图片内容无关的话,得 4 分;用一个短语说出一句意义正确的话,得 3 分;用一个短语说出一句话,但意义不正确,或用一个短语说出一句意义正确,但与图片内容无关的话,得 2 分。如果患者以短语来回答,用三个以上短语说出一句意义正确但不完整的话，得6分，如"苹果掉地上"；用三个以上短语说出一句意义不准确且不完整的话，得5分；用两个短语说出一句意义正确但不完整的话，如"苹果掉"，或用三个以上短语说出一句意义准确，但与图片内容无关且不完整的话，得4分；用两个短语说出一句意义不准确且不完整的话，得2分；用一个短语说出一句意义不准确且不完整的话，或用一个短语说出一句意义准确，但与图片内容无关且不完整的话，得1分。当患者用词语来回答时，能说出三个以上独立的词语，得6分；能说出两个独立的词语，得4分；能说出一个独立的词语，或两个与图片无关的词语得2分；能说出一个独立的但与图片无关的词语，得1分；无反应得0分。

日常沟通评分标准：第一题，回答正确得5分；经引导后回答正确得3分；无反应得0分。第二题，用一句以上正确的句子描述，得10分；用一句以上的句子描述，但意义不准确，得7分；用一句以上的句子描述与问题无关的内容，得3分；无反应得0分。

思维能力评分标准：第一题，回答"减速""避开警察""逃走"或者其他合理的答案，得5分；无反应得0分。第二题以第三题的回答判断是否正确，回答"好"或"不好"，得5分；用肢体语言回答正确，得3分；无反应得0分。第三题总分20分，选出表达最好的两句话进行评分，每句话10分。用一句以上正确的句子描述，得10分；用一句以上的句子描述，但意义不准确，得7分；用一句以上的句子描述与问题无关的内容，得3分；无反应得0分。

表2-1-23 口头描述能力精准评估表

看图说话	
测试内容	得　分
看图说话	
日常沟通	
测试内容	得　分
你最喜欢吃什么菜？	
这道菜怎么做？	
思维能力	

续表

测试内容			得 分
当你超速驾驶时，看见前面有警察，你该怎么做？			
觉得上大学好不好？为什么？			

	看图说话	日常沟通	思维能力	总 分
得 分	/30	/15	/30	/75
正确率	%	%	%	%
结果分析与建议 整体口头描述能力得分：×××××× 1. 看图说话能力得分：×××××× 2. 日常沟通能力得分：×××××× 3. 思维能力得分：××××××				

表 2-1-24　口头描述能力精准评估表示例

看图说话	
测试内容	得 分
看图说话	8

日常沟通	
测试内容	得 分
你最喜欢吃什么菜？	3
这道菜怎么做？	3

思维能力	
测试内容	得 分
当你超速驾驶时，看见前面有警察，你该怎么做？	5
觉得上大学好不好？为什么？	3

	看图说话	日常沟通	思维能力	总 分
得 分	8/30	6/15	8/30	22/75
正确率	26.7%	40.0%	26.7%	29.3%
结果分析与建议 整体口头描述能力得分：22分，正确率为 29.3% 1. 看图说话能力得分：8分，正确率为 26.7% 2. 日常沟通能力得分：6分，正确率为 40.0% 3. 思维能力得分：8分，正确率为 26.7%				

9. 朗读评估

朗读是书面语理解和语言表达功能的综合体现，朗读评估选择常用的词语、句子为材料，反映测试者对于词语、句子的朗读能力。低于正常同龄者的数值，表示朗读较差。

测试工具：失语症评估软件。

测试项目得分记录：朗读词语正确得 1 分，错误得 0 分；朗读句子：6 — 7 句每部分 0.5 分，8 — 10 句每部分 1 分，发音延长或不准确不扣分。

表 2-1-25　朗读能力精准评估表

朗读词语			朗读句子		
序 号	测试内容	得 分	序 号	测试内容	得 分
1	温柔		6	妹妹 / 在刷牙。	
2	红苹果		7	哥哥 / 比 / 弟弟 / 长得高。	
3	打印机		8	离 / 运动会开幕 / 还有一百天。	
4	大同小异		9	王师傅 / 凭着 / 多年的经验 / 攻克了 / 技术难题。	
5	各有千秋		10	张老师 / 给我们 / 上了一堂 / 关于亲情的 / 主题班会课。	
		词 语		句 子	总 分
得 分		/5		/16	/21
正确率		%		%	%
结果分析与建议 整体朗读能力得分：×××××× 1. 朗读词语得分：×××××× 2. 朗读句子得分：××××××					

表 2-1-26　朗读能力精准评估表示例

朗读词语			朗读句子		
序 号	测试内容	得 分	序 号	测试内容	得 分
1	温柔	1	6	妹妹 / 在刷牙。	1
2	红苹果	1	7	哥哥 / 比 / 弟弟 / 长得高。	1.5

续表

朗读词语			朗读句子		
序　号	测试内容	得　分	序　号	测试内容	得　分
3	打印机	1	8	离 / 运动会开幕 / 还有一百天。	1
4	大同小异	0	9	王师傅 / 凭着 / 多年的经验 / 攻克了 / 技术难题。	3
5	各有千秋	0	10	张老师 / 给我们 / 上了一堂 / 关于亲情的 / 主题班会课。	2
		词　语		句　子	总　分
得　分		3/5		8.5/16	11.5/21
正确率		60.0%		53.1%	54.8%

结果分析与建议

整体朗读能力得分：11.5 分，正确率为 54.8%

1. 朗读词语得分：3 分，正确率为 60.0%
2. 朗读句子得分：8.5 分，正确率为 53.1%

（五）书面语表达能力精准评估

书写评估

书写功能评估根据常用的书写情境，从写名字、写数字、听写词语、看图写词语和完形填空五个方面评估患者的书写能力。反映测试者在不同状态下对常用文字的书写能力，低于正常同龄者的数值，表示书写功能较差。

测试工具：失语症评估软件。

评分标准：依据书写正确字数计分。

写名字评分标准：四字名字第一字得 2 分，其余各得 1 分；三字名第一、二字得 2 分，第三字得 1 分；两字名字第一字得 3 分，第二字得 2 分。

写数字评分标准：如有添加、遗漏或顺序错误，将错误部分剔除不计分，正确 1—2 个，得 1 分；正确 3—4 个，得 2 分；正确 5—6 个，得 3 分；正确 7—8 个，得 4 分；正确 9—10 个，得 5 分。

听写计分标准：第一题正确 3 分，错误 0 分；第二题正确得 3 分，正确一个字得 2 分，错误得 0 分；第三题正确得 3 分，正确两个字得 2 分，正确一个字得 1 分，错误得 0 分。

表 2-1-27 书写能力精准评估表

写名字			写数字		
序　号	测试内容	得　分	序　号	测试内容	得　分
1	写名字		2	写数字	
听写词语			看图写词语		
序　号	测试内容	得　分	序　号	测试内容	得　分
1	花		1	收音机	
2	水杯		2	秋千	
3	自行车		3	月亮	

完形填空		
序　号	测试内容	得　分
1	＿＿＿＿＿＿＿"呱呱"叫。	
2	晚上出月亮，白天出＿＿＿＿＿＿＿。	

	写名字	写数字	听写词语	看图写词语	完形填空	总　分
得　分	/5	/5	/9	/9	/10	/38
正确率	％	％	％	％	％	％

结果分析与建议
整体书写能力得分：××××××
1. 写名字得分：××××××
2. 写数字得分：××××××
3. 听写词语得分：××××××
4. 看图写词语得分：××××××
5. 完形填空得分：××××××

表 2-1-28 书写能力精准评估表示例

写名字			写数字		
序　号	测试内容	得　分	序　号	测试内容	得　分
1	写名字	0	2	写数字	2
听写词语			看图写词语		
序　号	测试内容	得　分	序　号	测试内容	得　分
1	花	0	1	收音机	0
2	水杯	2	2	秋千	0
3	自行车	1	3	月亮	2

完形填空		
序　号	测试内容	得　分
1	＿＿＿＿＿＿＿"呱呱"叫。	3

续表

2	晚上出月亮，白天出＿＿＿＿＿＿＿＿＿＿＿。					3
	写名字	写数字	听写词语	看图写词语	完形填空	总　分
得　分	0/5	2/5	3/9	2/9	6/10	13/38
正确率	0.0%	40.0%	33.3%	22.2%	60.0%	34.2%

结果分析与建议

整体书写能力得分：13 分，正确率为 34.2%

1. 写名字得分：0 分，正确率为 0.0%
   两字均构字错误
2. 写数字得分：2 分，正确率为 40.0%
   序号 1、3、8 书写正确
3. 听写词语得分：3 分，正确率 33.3%
   花：惰性书写；水杯："水"字书写正确；自行车："车"字书写正确
4. 看图写词语得分：2 分，正确率为 32.2%
   收音机、秋千：构字错误；月亮："月"字正确
5. 完形填空得分：6 分，正确率为 60.0%
   青蛙："青"字正确，"蛙"字镜像书写；太阳："阳"正确，"太"构字错误

（六）姿势语表达能力精准评估

肢体语言评估

姿势语表达能力评估选择生活中常用的肢体语言作为测试项目，主要考察测试者生活常用肢体语言的运用能力，反映测试者对于常用肢体语言的表达能力。低于正常同龄者的数值，表示姿势语表达能力较差。检查结果可以提示患者能否用肢体动作完成简单的沟通，可以为辅助沟通辅具的适用性提供参考信息。

测试工具：失语症评估软件。

得分记录：反应正确得 3 分，重复听指令后正确得 2 分，反应错误得 0 分。

表 2-1-29　姿势语表达能力精准评估表

序　号	测试内容	得　分
1	跟别人说再见的时候，你会怎么做？	
2	想让别人过来的时候，你会怎么做？	
3	请模仿打电话。	

续表

4	请模仿用牙刷刷牙。	
5	请模仿用锤子钉钉子。	
6	精彩的表演结束后，观众该怎么做？	
得　分	/18	正确率

结果分析与建议
整体姿势语表达能力得分：××××××

表 2-1-30　姿势语表达能力精准评估表示例

序　号	测试内容	得　分
1	跟别人说再见的时候，你会怎么做？	3
2	想让别人过来的时候，你会怎么做？	0
3	请模仿打电话。	2
4	请模仿用牙刷刷牙。	2
5	请模仿用锤子钉钉子。	0
6	精彩的表演结束后，观众该怎么做？	0
得　分	7/18	正确率 38.9%

结果分析与建议
整体姿势语表达能力得分：7 分，正确率为 38.9%
正确姿势：再见、打电话、刷牙
无反应：召唤、捶、鼓掌
建议进行姿势语表达训练

ICF 失语症语言功能评估

ICF 框架下的失语症语言功能评估主要是对患者的语言能力进行全面而细致的评估，帮助康复师、特教老师和家长全面了解患者的语言损伤情况，确定患者的语言残余功能和优势刺激模式，为后续的语言障碍康复训练提供训练起点。主要包括口语理解能力评估、书面语理解能力评估、口语表达能力、书面语表达能力和姿势语表达能力评估。运用标准化的量表完成精准评估之后，将精准评估的结果进行 ICF 转换，可以得知患者目前各项语言功能的损伤程度，即"0 无损伤"到"4 完全损伤"的功能分级。根据患者语言功能精准评估和 ICF 转换结果完成 ICF 失语症语言评估表，将患者语言能力的定量测量结果，转为定性评价。根据精准评估，通过 ICF 转换，得到语言功能损伤等级，随后填写"ICF 失语症语言功能评估表"，将患者语言能力的定量测量结果，转换为定性评价。

一、ICF 失语症语言功能评估报告表

表 2-2-1　ICF 失语症语言功能评估报告表

身体功能 即人体系统的生理功能损伤程度		无 损伤	轻度 损伤	中度 损伤	重度 损伤	完全 损伤	未 特指	不 适用
		0	1	2	3	4	8	9
b16700	口语理解　听觉理解	□	□	□	□	□	□	□
	对口语信息的解码以获得其含义的精神功能。							
	信息来源：□ 病史　□ 问卷调查　□ 临床检查　□ 医技检查							
	问题描述：							

身体功能 即人体系统的生理功能损伤程度		无损伤	轻度损伤	中度损伤	重度损伤	完全损伤	未特指	不适用
		0	1	2	3	4	8	9
b16701 书面语理解	视觉理解	☐	☐	☐	☐	☐	☐	☐

对书面语言信息的解码以获得其含义的精神功能。

信息来源：☐ 病史　☐ 问卷调查　☐ 临床检查　☐ 医技检查

问题描述：

| b16708 其他特指的 语言理解 | 右脑功能 | ☐ | ☐ | ☐ | ☐ | ☐ | | ☐ |

对书面语言信息的解码以获得其含义的精神功能。

信息来源：☐ 病史　☐ 问卷调查　☐ 临床检查　☐ 医技检查

问题描述：

b16710 口语表达	词语命名	☐	☐	☐	☐	☐	☐	☐
	简单复述	☐	☐	☐	☐	☐	☐	☐
	词语复述	☐	☐	☐	☐	☐	☐	☐
	双音节词 时长 2cvT	☐	☐	☐	☐	☐		☐
	双音节词 基频 $2cvF_0$	☐	☐	☐	☐	☐		☐
	句子复述	☐	☐	☐	☐	☐		☐
	句子时长	☐	☐	☐	☐	☐		☐
	句子基频	☐	☐	☐	☐	☐		☐
	系列言语	☐	☐	☐	☐	☐		☐
	口语描述	☐	☐	☐	☐	☐	☐	☐
	朗　读	☐	☐	☐	☐	☐	☐	☐

以口语产生有意义的信息所必需的精神功能。

信息来源：☐ 病史　☐ 问卷调查　☐ 临床检查　☐ 医技检查

问题描述：

续表

身体功能 即人体系统的生理功能损伤程度		无损伤	轻度损伤	中度损伤	重度损伤	完全损伤	未特指	不适用
		0	1	2	3	4	8	9
b16711　书面语表达	书　写	☐	☐	☐	☐	☐	☐	☐
	以书面语产生有意义的信息所必需的精神功能。							
	信息来源：☐ 病史　☐ 问卷调查　☐ 临床检查　☐ 医技检查							
	问题描述：							
b16713　姿势语表达	肢体语言	☐	☐	☐	☐	☐	☐	☐
	用非正式授予或其他运动生成信息所必需的精神功能。							
	信息来源：☐ 病史　☐ 问卷调查　☐ 临床检查　☐ 医技检查							
	问题描述：							

二、ICF 失语症语言功能评估报告表示例

表 2-2-2　ICF 失语症语言功能评估报告表示例

身体功能 即人体系统的生理功能损伤程度		无损伤	轻度损伤	中度损伤	重度损伤	完全损伤	未特指	不适用
		0	1	2	3	4	8	9
b16700　口语理解	听觉理解	☐	☐	☒	☐	☐	☐	☐
	对口语信息的解码以获得其含义的精神功能。							
	信息来源：☑ 病史　☐ 问卷调查　☐ 临床检查　☑ 医技检查							
	问题描述： 1. 口语理解能力得分率为 50.8% ↓ [①] 2. 对口语信息解码，并进行正确理解的精神功能存在中度损伤 进一步描述： 1. 听回答能力得分：10 分，正确率为 44.5% 2. 听选择能力得分：5 分，正确率为 50.8% 3. 执行口头指令能力得分：16 分，正确率为 50.8% 康复建议：建议进行听判断、听选择、执行指令训练							

---

① 　↓ 表明与正常参考标准相比，测量结果偏低；↑ 表明与正常参考标准相比，测量结果偏高。

续表

身体功能 即人体系统的生理功能损伤程度		无损伤 0	轻度损伤 1	中度损伤 2	重度损伤 3	完全损伤 4	未特指 8	不适用 9
b16701 书面语理解	视觉理解	☐	☐	☒	☐	☐	☐	☐

对书面语言信息的解码以获得其含义的精神功能。

信息来源：☑ 病史　☐ 问卷调查　☐ 临床检查　☑ 医技检查

问题描述：
1. 书面语理解能力得分率为 68.4% ↓
2. 对书面语进行解码，并进行正确理解的精神功能存在中度损伤

进一步描述：
1. 图片与实物配对能力得分：4 分，正确率为 80.0%
2. 图片与文字配对能力得分：4 分，正确率为 80.0%
3. 选词填空能力得分：5 分，正确率为 55.6%
康复建议：建议进行图文匹配、图形核证、选词填空和视听理解训练

身体功能		无 0	轻 1	中 2	重 3	完 4	未 8	不 9
b16708 其他特指的语言理解	右脑功能	☐	☐	☐	☒	☐	☐	☐

信息来源：☑ 病史　☐ 问卷调查　☐ 临床检查　☑ 医技检查

问题描述：
1. 右脑功能得分率为 57.1% ↓
2. 右侧大脑半球与语言有关功能存在中度损伤

进一步描述：
1. 表情辨别能力得分：4 分，正确率为 100.0%
2. 图形匹配能力得分：2 分，正确率为 50.0%
3. 隐喻句理解能力得分：10 分，正确率为 50.0%

b16710 口语表达		无 0	轻 1	中 2	重 3	完 4	未 8	不 9
	词语命名	☐	☐	☐	☒	☐	☐	☐
	简单复述	☐	☐	☐	☒	☐	☐	☐
	词语复述	☐	☐	☐	☒	☐	☐	☐
	双音节词时长 2cvT	☐	☐	☒	☐	☐	☐	☐
	双音节词基频 $2cvF_0$	☒	☐	☐	☐	☐	☐	☐
	句子复述	☐	☐	☐	☒	☐	☐	☐
	句子时长	☐	☐	☐	☐	☒	☐	☐
	句子基频	☒	☐	☐	☐	☐	☐	☐
	系列言语	☐	☐	☐	☒	☐	☐	☐
	口语描述	☐	☐	☐	☒	☐	☐	☐
	朗读	☐	☐	☒	☐	☐	☐	☐

续表

身体功能 即人体系统的生理功能损伤程度		无损伤	轻度损伤	中度损伤	重度损伤	完全损伤	未特指	不适用
		0	1	2	3	4	8	9

以口语产生有意义的信息所必需的精神功能。

信息来源：☑ 病史　□ 问卷调查　□ 临床检查　☑ 医技检查

问题描述：
1. 词语命名能力得分率为 44.0% ↓
   对事物进行正确命名的精神功能存在重度损伤
2. 简单复述能力得分率为 40.0% ↓
   简单复述的精神功能存在重度损伤
3. 词语复述能力得分率为 46.9% ↓
   词语复述的精神功能存在重度损伤
4. 双音节词时长 2cvT 为 1.13 s ↑
   双音节时长控制能力存在中度损伤
5. 双音节词基频 $2cvF_0$ 为 139 Hz
   双音节基频控制能力表现正常
6. 句子复述能力得分率为 38.1% ↓
   句子复述的精神功能存在重度损伤
7. 句子时长为 3.1 s ↑
   句子时长控制能力存在完全损伤
8. 句子基频为 143 Hz
   句子基频控制能力表现正常
9. 系列言语得分率为 48.0% ↓
   产生系列言语的精神功能存在重度损伤
10. 口语描述得分率为 29.3% ↓
    对图片或事件进行描述的精神功能存在重度损伤
11. 朗读得分率为 55.0% ↓
    对词语或句子进行正确朗读的精神功能存在中度损伤

b16711	书面语表达	书写	□	□	□	☒	□	□	□

以书面语产生有意义的信息所必需的精神功能。

信息来源：☑ 病史　□ 问卷调查　□ 临床检查　☑ 医技检查

问题描述：
1. 书写得分率为 34.2% ↓
2. 正确产生有意义的书面语信息所必需的精神功能存在重度损伤

b16713	姿势语表达	肢体语言	□	□	□	☒	□	□	□

用非正式授予或其他运动生成信息所必需的精神功能。

信息来源：☑ 病史　□ 问卷调查　□ 临床检查　☑ 医技检查

问题描述：
1. 肢体语言得分率为 38.9% ↓
2. 通过手势或其他肢体动作产生有意义的肢体语言信息所必需的精神功能存在重度损伤

失语症治疗计划制订

通过前期的失语症语言功能精准评估，确定语言功能损伤等级及填写ICF失语症语言功能评估表，我们已经确定了患者的语言功能损伤情况。本节将学习如何根据失语症患者语言功能的损伤情况有针对性地制订失语症治疗计划，有步骤地恢复患者的语言功能。

一、失语症治疗计划制订

制订失语症治疗计划需要依据失语症语言功能的评估结果，以此科学规范地填写ICF失语症治疗计划表（表2-3-1），此表包括治疗任务、治疗方法、计划实施者与监控指标等内容，涵盖了语言治疗的各个方面，根据功能评估的结果和损伤等级，确定治疗任务，以及选择合适的治疗方法，并且确定康复治疗的目标。

表2-3-1 ICF失语症治疗计划表

治疗任务 （14项）		治疗方法 （实时反馈治疗：10项） （传统治疗：22项）	康复医师	护士	主要治疗师	言语治疗师	初始值	目标值	最终值
b16700 口语理解	听觉理解	☐ 认识 ☐ 判断 ☐ 选择							
b16701 书面语理解	视觉理解	☐ 执行指令 ☐ 图文匹配 ☐ 图形核证 ☐ 选词填空 ➤ 实时反馈治疗 ☐ 辅助沟通训练							

续表

治疗任务 （14 项）		治疗方法 （实时反馈治疗：10 项） （传统治疗：22 项）	康复 医师	护 士	主要 治疗 师	言语 治疗 师	初 始 值	目 标 值	最 终 值
b16710 口语 表达	词语命名	☐ 命名训练 ☐ 续话训练 ☐ 列名训练 ➢ 实时反馈治疗 ☐ 辅助沟通训练							
	简单复述	☐ 口腔轮替运动训练 ☐ 塞音构音训练							
	词语复述	☐ 词语复述训练 ➢ 实时反馈治疗 ☐ 口语诱导训练							
	句子复述	☐ 句子复述训练							
	双音节词 时长 2cvT	➢ 实时反馈治疗 ☐ 言语重读治疗							
	双音节词 基频 2cvF$_0$	☐ 韵律语调治疗 ☐ 停顿起音训练 ☐ 音节时长训练 ☐ 音调变化训练 ☐ 响度变化训练							
	句子时长								
	句子基频								
	系列言语	☐ 系列言语训练							
	口语描述	☐ 看图说话训练							
	朗　读	☐ 认字训练 ☐ 朗读训练							
b16711 书面语 表达	书　写	☐ 组字训练 ☐ 抄写训练 ☐ 听写训练 ☐ 看图写词语 ➢ 实时反馈治疗 ☐ 书写联想视听训练							

二、失语症治疗计划示例

以下是填写 ICF 失语症治疗计划表的示例（表 2-3-2），有助于大家理解失语症治疗计划的制订过程。

表 2-3-2 失语症治疗计划表示例

治疗任务 （14项）		治疗方法 （实时反馈治疗：10项） （传统治疗：22项）	康复医师	护士	主要治疗师	言语治疗师	初始值	目标值	最终值
b16700 口语理解	听觉理解	☐ 认识 ☐ 判断 ☒ 选择				√	1	0	0
b16701 书面语理解	视觉理解	☒ 执行指令 ☒ 图文匹配 ☐ 图形核证 ☒ 选词填空 ➤ 实时反馈治疗 ☒ 辅助沟通训练				√	1	0	0
b16710 口语表达	词语命名	☒ 命名训练 ☐ 续话训练 ☐ 列名训练 ➤ 实时反馈治疗 ☒ 辅助沟通训练				√	3	1	1
	简单复述	☒ 口腔轮替运动训练 ☐ 塞音构音训练				√	1	0	0
	词语复述	☒ 词语复述训练 ➤ 实时反馈治疗 ☐ 口语诱导训练				√	2	0	0
	句子复述	☐ 句子复述训练				√	1	0	0
	双音节词 时长 2cvT	➤ 实时反馈治疗 ☐ 言语重读治疗				√	2	0	0
	双音节词 基频 $2cvF_0$	☒ 韵律语调治疗 ☐ 停顿起音训练				√	1	0	0
	句子时长	☒ 音节时长训练 ☐ 音调变化训练				√	3	1	1
	句子基频	☒ 响度变化训练				√	1	0	0
	系列言语	☐ 系列言语训练				√	1	0	0
	口语描述	☐ 看图说话训练				√	3	1	1
	朗读	☒ 认字训练 ☒ 朗读训练				√	2	0	0
b16711 书面语表达	书写	☐ 组字训练 ☒ 抄写训练 ☒ 听写训练 ☐ 看图写词语 ➤ 实时反馈治疗 ☒ 书写联想视听训练				√	1	0	0

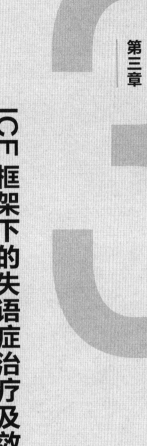

第三章

ICF 框架下的失语症治疗及效果监控

语言障碍康复治疗根据患者语言功能的损伤情况可以分为口语理解训练、书面语理解训练、口语表达训练和书面语表达训练四个部分。

　　具体训练项目包括：认识训练、绘本治疗、判断训练、选择训练、听觉语言反馈训练、选择性听取训练、执行指令训练、图文匹配训练、图形核证训练、选词填空训练、命名训练、续话训练、列名训练、辅助沟通训练、口腔轮替运动训练、塞音构音训练、词语复述训练、口语诱导训练、言语重读治疗、停顿起音训练、音节时长训练、音调梯度训练、乐调匹配训练、哼音法、响度梯度训练、句子复述训练、韵律语调治疗 MIT、逐字增加句长训练、系列言语训练、看图说话训练、认字训练、朗读训练、组字训练、即时抄写训练、延迟抄写训练、听写训练、看图写词语训练和书写视听联想训练。

　　康复工具为言语障碍康复设备，包括：① 言语语言综合训练仪软件（SLI）；② 失语症评估软件（AphasiaA）；③ 失语症训练软件（AphasiaTx）；④ 言语重读干预软件（AccentTx）；⑤ 辅助沟通训练软件（AAC）。⑥ 联想视听统合训练仪软件（TH5-3），⑦ 口语诱导软件（OralInduce），⑧ ICF 转换器。

PART 1

语言理解的康复治疗及实时监控

一、语言理解治疗的实时监控

每次训练需要填写治疗实时监控表。根据本次训练任务以及患者的语言能力情况，勾选合适的治疗方法，并根据需要填写患者在训练前的症状表现。在训练之后要对患者进行训练后测，将后测结果与前测结果对比，来评估本次训练的效果，并且作为指导下一次训练的依据。语言理解功能实时监控见表3-1-1。

表3-1-1　语言理解功能实时监控表（b1670）

时　间	治疗任务	治疗方法 （针对性治疗）	训练前描述 （如需）	训练结果
	口语理解 （听觉理解）	□ 认识 　　□ 基本认识 □综合认识 □ 绘本治疗 □ 判断 　　□ 基本判断 □综合判断 □ 选择 　　□ 单条件 □双条件 □听觉语音反馈 　　□ 选择性听取 □ 执行指令 　　□ 一个动作 □ 两个动作 □ 三个动作 □ 听觉语音反馈训练 □ 选择性听取训练		
	书面语理解 （视觉理解）	□ 认识 　　□ 基本认识 □ 综合认识 □ 图文匹配 　　□ 文图匹配 □ 图文匹配 □ 连线 □ 图形核证 □ 选词填空 □ 二选一 □ 三选一 □ 四选一		

二、语言理解功能治疗

（一）语言理解功能康复治疗工具

康复治疗工具有失语症训练软件（AphasiaTx）、辅助沟通训练软件（AAC）、言语语言综合训练仪软件（SLI）、言语重读干预软件（AccentTx）、ICF 转换器。

（二）语言理解功能康复治疗内容

1. 认识训练（听觉理解、视觉理解）

认识训练根据训练难度分为基本认识训练与综合认识训练两种形式。认识训练通过高强度的重复听觉和视觉刺激，从基本词语认识到综合深入认识物品的各个方面，帮助患者恢复损伤的语言能力。

基本认识训练强调听觉刺激（语音）和视觉刺激（文字、图片）相结合。[①] 基本认识训练为患者呈现一个词语以及相应的图片，同时播放语音，如"牙刷"，把视觉刺激和听觉刺激相结合，再结合有关词语的听觉提示刺激，比如认识牙刷时通过用刷牙的"唰唰"声进行提示，帮助患者重新建立语音和语义联系（见图 3-1-1）。

综合认识训练强调通过听觉刺激、视觉刺激对功能、特征、分类、匹配进行认识。[②] 综合认识训练为患者呈现描述物品功能、特征或属性的句子和使用某种物品的场景、动作，并播放语音，如"牙刷是生活用品"，同时呈现视觉刺激和听觉刺激，从物品的类别、特征及功能等方面帮助患者认识物品（见图 3-1-2）。

---

①② Robert Chapey. Language Intervention Strategies in Aphasia and Related Neurogenic Communication Disorders[M]. 5th ed Philadelphia：Lippincott Williams & Wilkins, 2008.

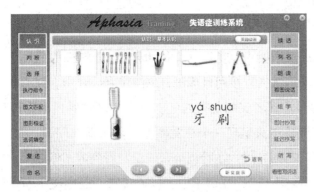

图 3-1-1　基本认识训练（语音刺激和文字、图片刺激相结合）

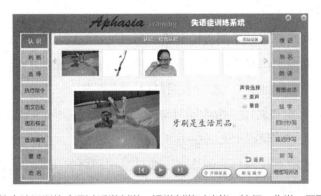

图 3-1-2　综合认识训练（通过听觉刺激、视觉刺激对功能、特征、分类、匹配进行认识）

2. 绘本治疗（听觉理解）

通过辅助沟通训练软件，选择适合患者的目标词语，为患者呈现目标训练词语的动态绘本过程，将不断变换色彩的视觉图像，同时搭配呈现相应的文字和语音信息，进行听觉理解的绘本治疗。重复循环呈现绘本过程，通过听觉刺激建立患者语音和语义的联系，恢复患者的语言理解能力，如图 3-1-3 所示。绘本治疗可用于注意维持能力较差的患者，以及实物理解训练之后的抽象强化训练。

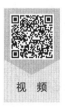

视　频

绘本治疗

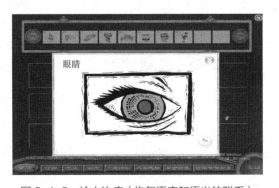

图 3-1-3　绘本治疗（恢复语音和语义的联系）

3. 判断训练（听觉理解）

判断训练根据训练难度分为基本判断和综合判断[①]。

基本判断训练指直接用目标语言刺激患者，让患者判断听到的语言信息和眼前的图片或者实物是否匹配。基本判断训练由治疗师呈现一张图片，或者在屏幕中央呈现一个视觉图像，同时播放问题，如"这是牙刷，是吗?"，患者听问题后，在听觉语音线索与看到的图像之间做出辨别，回答"是"或者"不是"；在训练中可以通过将问题用文字形式呈现给患者的方式进行提示，患者通过听到的信息与图片进行核证，恢复语音和语义的联系（见图 3-1-4）。

综合判断训练强调采用听觉刺激，通过功能、特征、分类、匹配进行判断。综合判断训练只为患者呈现关于物品的相应特点和功能的问题，如"牙刷是用来刷牙的吗?"，患者听问题后，回答"是"或者"不是"，综合判断物品的功能和属性，患者通过对物品的功能和属性进行判断，恢复、强化语音和语义的联系（见图 3-1-5）。

若患者理解存在困难，训练可以通过呈现问题的文字，或者呈现视觉图像的形式进行提示。

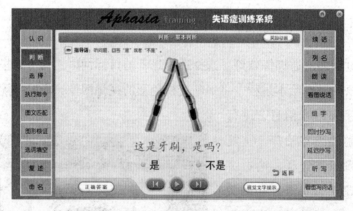

图 3-1-4　基本判断（通过听觉刺激判断图片、文字与听觉信息是否相符）

---

① Ilias Papathanasiou, Patrick Coppens. Aphasia and Related Neurogenic Communication Disorders [M]. 2nd ed. Sudbury：Jones & Bartlett Publishers, Inc, 2016.

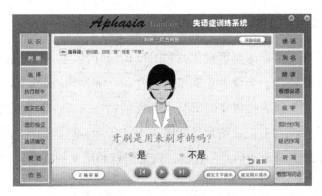

图 3-1-5　综合判断（采用听觉刺激，通过功能、特征、分类、匹配进行判断）

4. 选择训练（听觉理解）

选择训练强调听觉信息的运用，要求患者对信息中的条件进行解码理解，然后做出选择。根据听觉语言信息，如"请找出牙刷"，选择相应的图片内容（图 3-1-6）[1]，训练可接受视觉文字作为提示，即将文字符号"牙刷"呈现给患者，去除听觉理解的阻滞，促进患者产生语言反应。[2]

单条件选择训练要求患者从单一维度进行选择，如"请找出牙刷"，单一条件为牙刷；双条件选择训练则要求患者从两个维度理解指导语，并进行选择，如"请找出红色的牙刷"，双条件分别为红色和牙刷，若患者理解存在困难，可以借助视觉文字辅助。

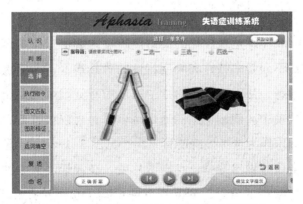

图 3-1-6　选择训练（通过听觉刺激选择图片）

① Ilias Papathanasiou, Patrick Coppens. Aphasia and Related Neurogenic Communication Disorders[M]. 2nd ed. Sudbury：Jones & Bartlett Publishers, Inc, 2016.
② 高素荣 . 失语症（第 2 版）[M]. 北京：北京大学医学出版社，2006.

5. 听觉语音反馈训练（听觉理解）

听觉语音反馈训练是现代化的实时反馈治疗技术。使用辅助沟通训练软件进行选择训练，当患者正确点击图片后，辅助沟通训练软件实时播放相应的语音，为患者提供实时听觉语音反馈；当患者点击错误时，治疗师也可以引导患者点击正确图片。如图3-1-7所示，用辅助沟通训练软件语音反馈强化患者对语音信息的理解，恢复语音和语义的联系。[1]

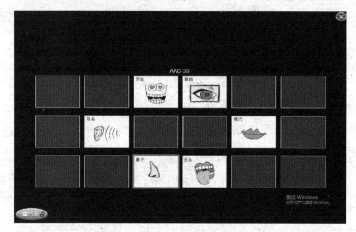

图3-1-7　听觉语音反馈训练（通过听觉刺激为训练提供实时反馈）

6. 选择性听取训练（听觉理解）

选择性听取训练是现代化的失语症听觉理解治疗技术，即通过现代化手段，设置不同频率特性和响度特性的背景声音，在背景声环境中进行听觉理解训练，帮助患者在治疗中恢复的听觉理解能力迁移到各种环境声的生活情境中。使用辅助沟通训练软件，可以设置低、中、高或全频段的背景音乐作为选择训练的背景声（见图3-1-8），让患者在背景声环境中听取指令并做出选择，点击图片后，在背景声下提供实时的语音反馈。通过背景声的设置，恢复患者在声音干扰下选择性听取的能力，并且通过语音反馈，强化听觉理解的训练效果。

---

① Schuell H. Auditory impairment in aphasia: significance and retraining techniques[J]. Journal of Speech & Hearing Disorders, 1953（1）: 14-21.

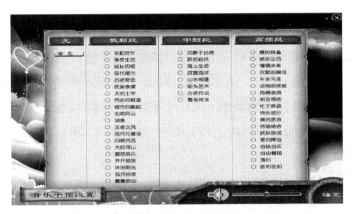

图 3-1-8 选择性听取训练（语音强化刺激）

7. 执行指令训练（听觉理解）

执行指令训练强调通过听觉刺激引导患者做出相应动作[1]。执行指令训练先给患者呈现听觉（语音）刺激，要求患者接收语音信息后解码语音信息，理解动作指令后完成相应的动作，动作指令选择基本的日常生活活动，如"模仿刷牙的动作"。训练难度从一个动作向两个动作、三个动作逐渐增加，多动作指令之间的转换符合日常活动习惯（如图 3-1-9 所示）。

若患者执行困难，可借助能体现目标动作的视觉图片进行辅助训练。[2]

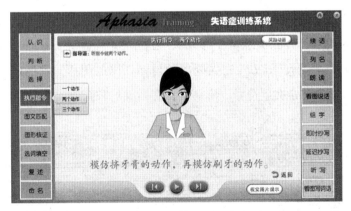

图 3-1-9 执行指令训练（通过听觉刺激引导动作）

---

[1] Ilias Papathanasiou, Patrick Coppens. Aphasia and Related Neurogenic Communication Disorders[M]. 2nd ed. Sudbury: Jones & Bartlett Publishers, Inc, 2016.

[2] Brookshire R H, Lommel M. Perception of sequences of visual temporal and auditory spatial stimuli by aphasic, right hemisphere damaged, and non-brain damaged subjects[J]. Journal of Communication Disorders, 1974, 7（2）: 155-169.

8. 图文匹配训练（视觉理解）

图文匹配训练形式包括文图匹配、图文匹配和连线三种。

文图匹配是呈现一个文字刺激，要求患者理解文字的语义后，在不同的图片中选择与文字相匹配的图片，如图 3-1-10 所示，文图匹配强调借助文字符号刺激进行图片选择，刺激患者对语义的感知，增强文字和语义的联系。

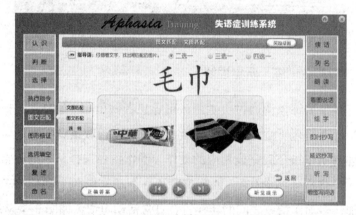

图 3-1-10　"二选一"图文匹配训练（借助文字刺激进行图片刺激）

图文匹配是呈现一个图片刺激，要求患者在不同的文字中选择与图片相匹配的词语，匹配训练难度可以从二选一到三选一、四选一逐渐增加，如图 3-1-11 所示，图文匹配强调借助目标词语的图片，刺激患者对语义的感知，然后结合文字符号，恢复文字和语义的联系。

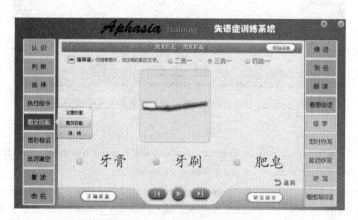

图 3-1-11　"三选一"图文匹配训练（借助图片刺激进行文字刺激）

连线训练是同时呈现多个文字刺激和图片刺激，要求将对应的文字和图片连线，如图 3-1-12 所示，连线训练强调综合文字刺激和图片刺激，通过组合训练目标词语的视觉图像与文字，恢复患者文字和语义的联系。

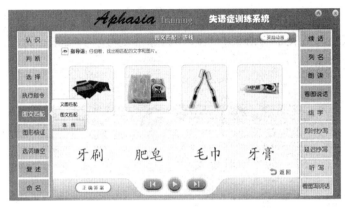

图 3-1-12　连线训练（图片和文字刺激的整合）

9. 图形核证训练（视觉理解）

图形核证训练将文字符号与图片组合为一组语言刺激呈现给患者，要求患者判断文字符号代表的语义与图片内容是否相符，并选出文字符号和图片内容匹配的一组（见图 3-1-13）[①]。通过直观、具体的视觉图像刺激患者对文字符号的理解能力。

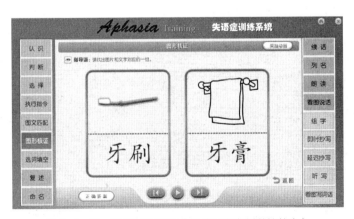

图 3-1-13　图形核证训练（图片和文字刺激的整合）

---

① Ilias Papathanasiou, Patrick Coppens. Aphasia and Related Neurogenic Communication Disorders [M]. 2nd ed. Sudbury：Jones & Bartlett Publishers, Inc, 2016.

10. 选词填空训练（视觉理解）

选词填空训练形式为呈现一句不完整的句子，空缺的部分为训练目标词，要求患者在给出的词语中选择正确的词语，将句子补充完整，并使句意正确（见图 3-1-14）。[①] 选词填空强调在连续语句中刺激患者对文字的感知，恢复患者文字与语义的联系，训练难度可以从二选一到三选一、四选一逐渐增加。

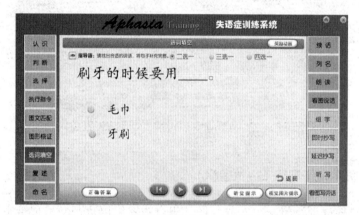

图 3-1-14　"二选一"选词填空训练（在句子中进行文字刺激）

---

① 高素荣. 失语症（第2版）[M]. 北京：北京大学医学出版社，2006.

语言表达的康复治疗及实时监控

一、语言表达治疗的实时监控

每次训练需要治疗师填写治疗实时监控表。根据本次训练任务以及患者的语言能力情况，勾选合适的治疗方法，并根据需要填写患者在训练前的症状表现。在训练之后要对患者进行训练后测，将后测结果与前测结果对比，来评估本次训练的效果，并且作为指导下一次训练的依据。语言表达功能实时监控见表 3-2-1。

表 3-2-1　语言表达功能实时监控表（b1671）

时　间	治疗任务	治疗方法（针对性治疗）	训练前描述（如需）	训练结果
	口语表达（词语命名）	□ 命名训练　□ 视觉刺激　□ 听觉刺激　□ 听视觉同时刺激　□ 听视觉继时刺激 □ 续话训练 □ 列名训练 □ 辅助沟通训练		
	口语表达（简单复述）	□ 口腔轮替运动训练 □ 塞音构音训练		
	口语表达（词语复述）（句子复述） ——— 言语语言综合 ➤ 双音节词时长 2cvT ➤ 双音节词基频 2cvF₀ ➤ 句子时长 ➤ 句子基频	□ 词语复述训练 □ 口语诱导训练 □ 言语重读治疗（言语语言综合） □ 停顿起音训练（言语语言综合） □ 音节时长训练（言语语言综合） □ 音调梯度法 □ 乐调匹配法 □ 哼音法 □ 响度梯度法 □ 韵律语调治疗法 MIT □ 句子复述训练 □ 逐字增加句长法		

续表

时　间	治疗任务	治疗方法 （针对性治疗）	训练前描述 （如需）	训练结果
	系列言语	☐ 数数训练 ☐ 诗歌训练 ☐ 唱歌训练		
	口语描述	☐ 看图说话训练		
	朗　读	☐ 认字训练（书写联想视听训练 TH5-3） ☐ 朗读训练		
	书面语表达	☐ 组字训练 ☐ 即时抄写训练 ☐ 延迟抄写训练 ☐ 听写训练 ☐ 看图写词语 ☐ 书写联想视听训练（TH5-3）		

二、语言表达治疗

（一）语言表达功能康复治疗工具

康复工具：言语语言综合训练仪软件（SLI）、失语症训练软件（AphasiaTx）、辅助沟通训练软件（AAC）、言语重读干预软件（AccentTx）、联想视听统合训练软件（TH5-3）、口语诱导软件（OralInduce）、ICF 转换器。

（二）语言表达功能康复治疗内容

1. 命名训练（词语命名）

命名训练包括视觉刺激、听觉刺激、听视觉同时刺激、听视觉继时刺激四种训练形式。[①] 在临床实践中，可以根据患者词语命名能力的精准评

---

① 朱红. 不同刺激模式下失语症命名能力的特征及治疗策略的研究 [D]. 上海：华东师范大学学前教育与特殊教育学院，2014.

估结果，选择患者的优势刺激形式进行词语命名能力的训练。如患者听觉刺激命名测试结果最优，则命名训练中应着重利用听觉语音刺激进行训练。

　　命名训练中的视觉刺激是给患者呈现与目标训练材料相关的图片视觉刺激（见图 3-2-1），问患者图片上是什么。通过视觉刺激训练患者的命名能力。训练时可以为患者呈现对物品的特点属性和功能的文字解说和语音信息以进行提示，如给患者呈现"它是生活用品。"这个句子进行提示，或者播放语音"它是生活用品"，通过视觉文字和听觉语音两种刺激形式进行训练提示。

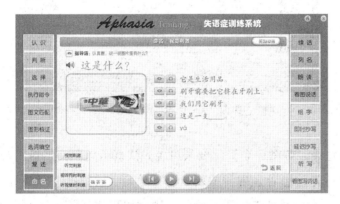

图 3-2-1　命名训练（视觉刺激：借助视觉刺激的命名训练）

　　命名训练中的听觉刺激是用提问的方式，要求患者认真听问题，然后根据听到的问题进行命名，如"吃饭的时候用什么盛饭？"，训练时可以对训练目标物品的属性和功能进行语音提示或文字提示，训练患者对听觉刺激的命名能力（见图 3-2-2）。

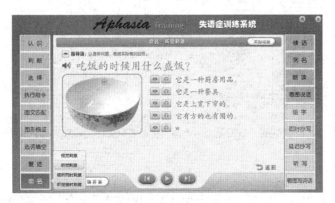

图 3-2-2　命名训练（听觉刺激：借助听觉刺激的命名训练）

听视觉同时刺激命名训练呈现训练目标的图片，同时进行提问，如呈现"碗"的图片，提问患者"吃饭的时候用什么盛饭？"，如图 3-2-3 所示，综合听觉刺激和视觉刺激训练患者的命名能力[1]，训练时可以为患者呈现对物品的特点属性和功能的文字提示与语音提示。

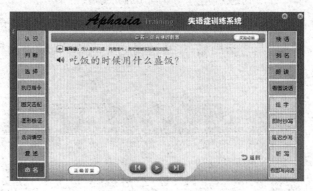

图 3-2-3　命名训练（听视觉同时刺激：借助听觉、视觉刺激的命名训练）

听视觉继时刺激命名训练要求患者先认真听问题，然后再观察图片，进行命名。先为患者呈现听觉刺激，听觉刺激后跟随一个视觉信息，如图 3-2-4 所示，通过先后激活听觉、视觉语言双通道，达到命名训练目的[2]，命名训练可以通过词头音、手势、描述、上下文、书写、描图等形式进行提示。

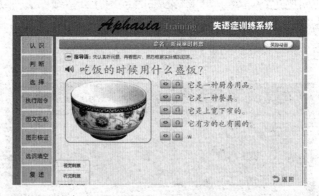

图 3-2-4　命名训练（听视觉继时刺激：先听觉刺激，后视觉刺激的命名训练）

①② Gardiner B J, Brookshire R H. Effects of unisensory and multisensory presentation of stimuli upon naming by aphasic subjects[J]. Language & Speech, 1972, 15（4）: 342–357.

2. 续话训练（词语命名）

续话训练使用一个完整的句子作为引导，要求患者根据前一个句子的提示，补完含有目标训练词的句子，如"毛巾是用来洗脸的，牙刷是用来____的"（见图 3-2-5）。[①] 通过前一个句子去除患者命名的阻滞，结合文字提示和语音刺激，训练患者的命名能力。

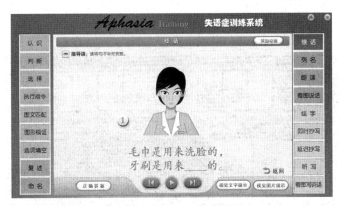

图 3-2-5　续话训练（借助例句刺激命名）

3. 列名训练（词语命名）

列名训练给患者提供一个语言线索，要求患者根据该语言线索尽可能多地扩充语言内容，如"请列举和牙刷相关的物品，说得越多越好"（图 3-2-6）[②]，训练时可以根据患者情况进行提示，如词头音、模仿动作等。列名训练对于调动患者认知中的词汇量，提高患者语言表达的丰富程度有明显效果。

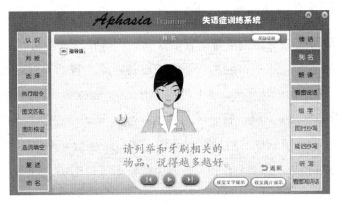

图 3-2-6　列名训练（借助语言线索刺激命名）

---

①② 　高素荣 . 失语症（第 2 版）[M]. 北京：北京大学医学出版社，2006.

4. 辅助沟通训练（词语命名）

结合辅助沟通训练软件进行辅助沟通训练，通过辅助沟通训练软件中丰富的常用词语的语音刺激、视觉图像和文字符号（如图 3-2-7 所示），恢复患者语音、文字和语义的联系，恢复患者的词语命名能力。[①]

针对口语表达障碍较为严重的患者，训练患者使用辅助沟通训练软件补偿其损失的沟通功能。

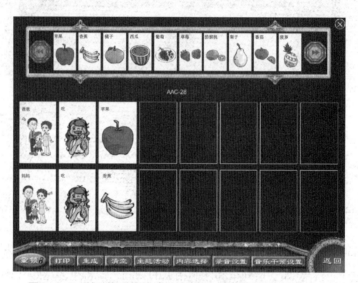

图 3-2-7　辅助沟通训练（借助语音、文字和图片刺激命名）

5. 口腔轮替运动训练（简单复述）

口腔轮替运动是言语语言综合治疗方法，口腔轮替运动训练要求患者一口气连续发音，进行口腔构音器官的轮替运动，包括双唇音 /pa/、舌尖音 /ta/、舌根音 /ka/ 以及三个音节的组合 /pata/、/paka/、/kata/、/pataka/。[②]口腔轮替运动训练下颌、唇、舌及其他口部肌群运动功能及运动协调性，能有效提高言语流利性、可懂度。适用于伴有运动型言语障碍的，或口部器官运动受限缓慢导致言语不流利的患者。通过言语语言综合训练仪 SLI

① Robert Chapey. Language Intervention Strategies in Aphasia and Related Neurogenic Communication Disorders[M]. 5th ed Philadelphia：Lippincott Williams & Wilkins, 2008.

② 黄昭鸣，朱群怡，卢红云 . 言语治疗学 [M]. 上海：华东师范大学出版社，2017.

为患者提供发声的实时反馈，辅助治疗师监控患者的发音次数及发声时长，实现训练监控，如图 3-2-8 所示。

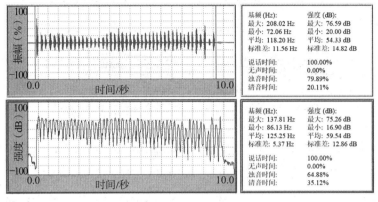

图 3-2-8　口腔轮替运动训练（刺激口部器官运动）

6. 塞音构音训练（简单复述）

视　频

塞音构音训练

失语症患者，尤其是非流畅性失语症患者的构音功能往往存在损伤，常表现为替代、遗漏或其他构音问题，其中以塞音构音障碍表现最为突出，如 /p/、/t/、/k/ 等。因此对于此类患者，需进行塞音构音训练，以提高其口语表达能力。若除塞音之外的音位也出现构音不清的情况，可参考塞音训练方法进行。

塞音构音训练通过音位诱导、音位习得、音位对比三个阶段进行训练。[1]

音位诱导训练首先从视觉和听觉通道帮助患者更直观地感知目标音位的发音部位和发音方式，然后借助口部运动治疗方法来帮助患者找到正确的发音部位、建立正确的构音运动并恢复正确的发音方式。

音位习得训练在音位诱导训练的基础上，通过大量的练习材料巩固发音，将诱导出的塞音进行类化，使患者能够发出含有目标音位的更多有意义的声韵组合和词语。训练可借助言语重读干预软件进行实时反馈治疗，以 "/dɑ/"（大）为例，结合慢板节奏二 "/d-A-ɑ/"（图 3-2-9）进行声韵组合 /dɑ/ 的言语视听反馈训练。[2]

---

①② 黄昭鸣，朱群怡，卢红云 . 言语治疗学 [M]. 上海：华东师范大学出版社，2017.

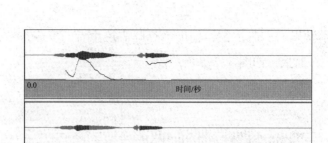

图 3-2-9　结合慢板节奏二进行言语视听反馈训练
（刺激构音器官运动、节奏刺激加强塞音构音 /d/ 的训练）

　　音位对比训练是将容易混淆的一对塞音音位对提取出来进行的专门强化训练，用来进一步巩固新习得的声母音位。首先采用听觉指认的方式进行听觉识别训练，如治疗师口述音位对，或由康复软件播放音位对 /k-g/，让患者选出听到的声音，确保患者从听觉上能正确识别某一音位对；其次使用言语重读干预软件进行音位对比训练，帮助患者区分某一音位对中两个音位在发音部分和方式等方面的不同，恢复准确构音塞音的功能，以音位对 /t-k/ 为例，结合行板节奏一（图 3-2-10）进行 /tɑ-KA-TA-KA/ 的言语视听反馈训练。[①]

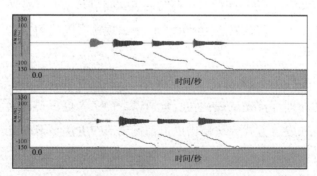

图 3-2-10　结合行板节奏一进行言语视听反馈训练
（刺激构音器官运动、节奏刺激加强塞音构音 /t/、/k/ 的训练）

7. 词语复述训练（词语复述）

　　词语复述训练要求患者根据失语症训练软件呈现的词语，在软件呈现出目标词的语音刺激后，患者进行复述，刺激患者对该词汇的感知，如图

---

① 黄昭鸣，朱群怡，卢红云 . 言语治疗学 [M]. 上海：华东师范大学出版社，2017.

3-2-11 所示。若复述正确，就进入下一个目标项的练习；若不正确，则继续复述该目标项。训练时可以给予患者视觉图片提示。

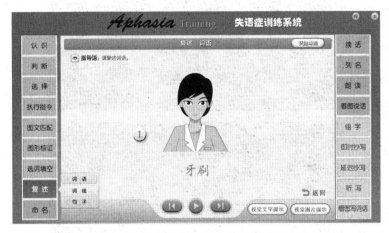

图 3-2-11　复述训练（词语：借助听觉刺激复述词语）

8. 口语诱导训练（词语复述）

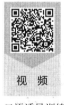

视　频

口语诱导训练

口语诱导训练是言语语言综合治疗方法。口语诱导训练是词语复述强化训练，使用口语诱导软件 OralInduce 选择合适的训练目标词后，软件呈现相应的图片和文字，治疗师示范发声后患者进行复述，患者发声会驱动视觉图像与目标词语的三维运动（见图 3-2-12），提供一个词语复述的实时反馈。将图片、文字与语音相结合刺激患者的词语复述，患者发声提供词语复述的动态实时反馈，实现词语复述的强化训练。

口语诱导软件将训练目标词语的图片与文字符号和动态频谱相结合。通过文字符号与图片，刺激患者对目标词语的感知，通过动态频率变化提供患者复述词语的实时反馈，激发患者口语表达的愿望。

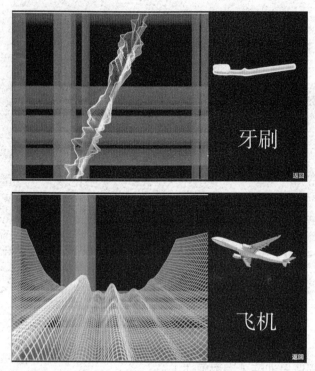

图 3-2-12　口语诱导软件诱导口语表达（借助发声实时反馈进行词语复述强化训练）

视　频

言语重读治
疗法

9. 言语重读治疗（词语复述、言语语言综合）

言语重读治疗法是言语语言综合治疗方法。言语重读治疗法将节奏训练、呼吸训练，发声训练、构音训练和连续语音的韵律训练相结合，改善患者的发声功能、构音功能和连续语音的表达功能。言语重读治疗法主要包括慢板节奏训练、行板节奏训练和快板节奏训练三个部分，强调发声时呼吸与发声的协调，发声时节奏快慢和音调高低的变化，以促进语言表达能力的恢复[①]，可以用于改善非流畅性失语症患者言语产出的流畅性。临床康复中也用于词语复述和命名训练，利用重读节奏和旋律的变化刺激患者进行复述和命名。

（1）词语复述。

根据口语表达功能情况选择合适的重读节奏，首先由治疗师示范后再由患者进行模仿匹配训练（可与节拍器结合进行语速控制），患者掌握

---

① 黄昭鸣. 嗓音言语的重读治疗法（三）[J]. 现代特殊教育，2003（5）: 37-38.

重读节奏后，治疗师示范在重读节奏后用正常语调表达目标词，让患者
进行模仿匹配。对于语速过慢的患者一般从慢板开始训练，逐渐过渡到行
板；而对于语速过快的患者可首先由快板开始训练，再到行板，最后过渡
到慢板。如图 3-2-13 所示，使用言语重读干预软件 AccentTx 为患者示范
不同节奏的重读训练。治疗师用行板节奏一示范训练目标词语的韵母，如
"/a-l-l-l/"（阿姨），患者模仿行板节奏发声 [①]。

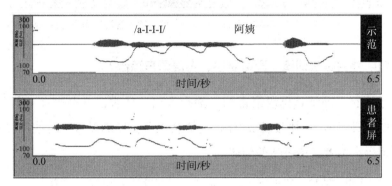

图 3-2-13　结合行板节奏一进行言语重读治疗（强调言语语言综合训练）

（2）词语命名。

　　言语重读治疗用于词语命名训练能强化训练效果。言语重读治疗强
调用重读节奏表达训练目标词的声韵母组合，逐渐过渡到用正常语调表
达目标词。如图 3-2-14 所示，以 "/sha/"（沙）为例，治疗师用慢板节
奏二示范目标词的声韵母 "/sh-A-a，sha/" 让患者进行模仿表达，同时
使用言语重读干预软件 AccentTx 提供患者词语命名的实时反馈，强化命
名训练 [②]。

　　言语重读训练强调让患者用重读节奏表达训练目标词的声韵母，逐渐
过渡到用正常语调表达目标词，同时言语重读干预软件 AccentTx 提供患
者发声的实时反馈，以及词语复述、词语命名的训练，同时通过重读节奏
和音调变化提高患者连续语音的韵律，刺激患者对目标词的感知，恢复流
畅自然的口语表达。

①② 　黄昭鸣，朱群怡，卢红云 . 言语治疗学 [M]. 上海：华东师范大学出版社，2017.

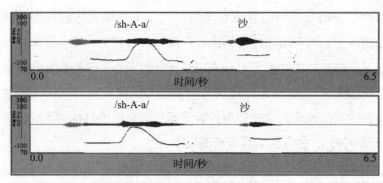

图 3-2-14 结合行板节奏进行 /sha 沙 / 的命名训练（强调言语语言综合训练）

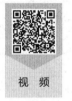

视 频

停顿起音训练

10. 停顿起音训练（词语复述、言语语言综合）

停顿起音训练是言语语言综合治疗方法。针对言语表达有一字一顿，言语中停顿过多，时间过长，导致言语丧失节奏感的患者，可使用停顿起音训练提高患者言语表达的韵律。

（1）结合词语复述训练。

在患者进行一次词语复述发声后，平静吸气，短暂停顿后再次复述发声；或者在患者进行一次词语复述发声后，深吸气，延长停顿后再次复述发声，训练患者在不同停顿状态下起音发声的能力。也可让患者在深吸气之后，连续复述且标词语数次，训练患者连续起音的能力。在词语复述训练的同时结合停顿起音，提高患者对停顿和起音的控制能力，增加口语表达的流利性强化训练效果。

结合言语语言综合训练软件 SLI 进行停顿起音训练，通过波形帮助患者感知声音的出现，提供停顿起音训练的实时反馈，并监控患者不同停顿状态下的停顿时长差异，以"牙刷"为例，记录患者正常停顿和延长停顿时间（如图 3-2-15 所示）。正常停顿和延长停顿时间差异达到 20%，表明停顿时长差异显著，记录为 Y；停顿差异未达到 20%，表明停顿时长差异不显著，记录为 N。

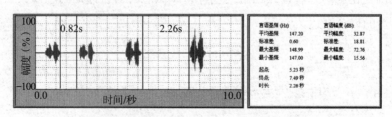

图 3-2-15 停顿起音训练进行词语复述（强调言语语言综合训练）

（2）结合韵律语调治疗 MIT 和停顿起音训练进行词语复述训练。

在词语复述训练同时结合韵律语调的高低变化和停顿起音变化，患者用吟唱语调进行一次词语复述发声后，平静吸气，短暂停顿后再次复述发声；或者在患者用吟唱语调进行一次词语复述发声后，深吸气，延长停顿后再次复述发声，训练患者在不同音调变化和不同停顿状态下起音发声的能力，提高患者对停顿起音和音调变化的控制能力。如图 3-2-16 所示，治疗师用"高—低"类型的吟唱语调在正常停顿起音和延长停顿后起音的状态下示范目标词"牙刷"，让患者进行模仿。

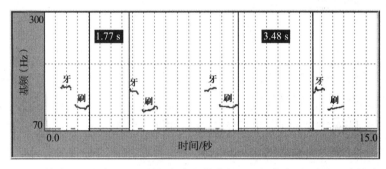

图 3-2-16　韵律语调治疗 MIT 和停顿起音训练进行词语复述（强调言语语言综合训练）

11. 音节时长训练（词语复述、言语语言综合）

视　频

音节时长训练

音节时长训练是言语语言综合治疗方法。音节时长训练结合词语复述训练，对于句长过短，呼吸支持不足的患者可进行音节时长训练提高患者对不同音节时长变化的控制能力，增强患者连续语音的流利性。

（1）结合唱音法进行音节时长、音节时长变化的感知和控制训练。

唱音法是指通过长音、短音以及长短交替的三种发声形式，提高患者对不同的音节时长的控制能力。[1] 训练时让患者用长音、短音或长短音交替的形式复述目标词语。以"毛巾"为例，如图 3-2-17 所示，患者用短音复述牙刷后，用长音再次复述目标词"毛巾"。

训练时使用言语语言综合训练仪 SLI 进行音节时长的实时反馈训练，并测量正常发声和延长发声的时长进行训练监控，正常发声和延长发声的

[1]　黄昭鸣，朱群怡，卢红云 . 言语治疗学 [M]. 上海：华东师范大学出版社，2017.

时长差异达到 20%，表明音节时长差异显著，记录为 Y；若时长差异未达到 20%，表明音节时长差异不显著，记录为 N。如图 3-2-17 所示，以"毛巾"为例，患者正常发声时长为 1.12 s，延长发声时长为 2.61 s，差异显著，表明患者对音节时长的控制能力得到恢复。

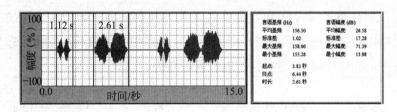

图 3-2-17　结合唱音法进行双音节词音节时长训练

（2）结合最长声时训练进行音节时长、音节时长变化的感知和控制训练。

最长声时是指深吸气后，持续发元音 /a/（或其他）的最长时间，单位是秒。[1] 最长声时训练通过训练患者一次性尽可能长的发声，提高患者言语时的控制能力，是针对句子时长异常、异常停顿的有效训练方法。[2] 使用言语语言综合训练仪 SLI 进行音节时长训练，通过声波测量为患者提供训练的实时反馈，治疗师也可以选择患者发声的时段进行训练监控，如图 3-2-18 所示，患者最长声时为 9.72 s，将最长声时数值输入 ICF 转换器可知患者最长声时的损伤程度。

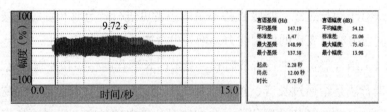

图 3-2-18　结合最长声时进行音节时长训练（强调言语语言综合训练）

（3）结合韵律语调治疗 MIT 和音节时长训练进行词语复述训练。

结合韵律语调的变化和音节时长的变化，进行词语复述的强化训练，增强患者对音调变化和音节时长变化的控制能力，刺激患者对目标词语的

①② 黄昭鸣，朱群怡，卢红云 . 言语治疗学 [M]. 上海：华东师范大学出版社，2017.

感知，提高患者连续语音的韵律和流利性，恢复自然的口语表达功能。如图 3-2-19 所示，以"脸盆"为例，将"低—高"音调模式的吟唱语调和长短音交替的唱音方式相结合复述目标词语，患者先用"低—高"吟唱语调和短音复述词语"脸盆"，然后用"低—高"吟唱语调发长音"脸——盆——"，最后再用短音吟唱调复述词语。

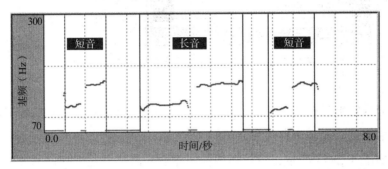

图 3-2-19　结合韵律语调治疗 MIT 和音节时长训练进行词语复述训练
（强调言语语言综合训练）

12. 音调梯度训练（词语复述、句子复述、言语语言综合）

视 频

音调梯度训练

音调梯度训练法是言语语言综合治疗方法，指通过阶梯式音调上升或下降训练，使患者建立正常音调，并增加言语时音调控制的能力[1]，主要适用于言语基频异常如讲话费力导致的音调偏高，或者音调单一缺少变化等情况。结合音调梯度法进行复述训练，通过阶梯式音调上升或下降复述目标词语或句子，强化复述训练的效果。如图 3-2-20 所示，患者用音调由低到高，阶梯式上升的方式复述词语"毛巾"。

---

① 黄昭鸣，朱群怡，卢红云 . 言语治疗学 [M]. 上海：华东师范大学出版社，2017.

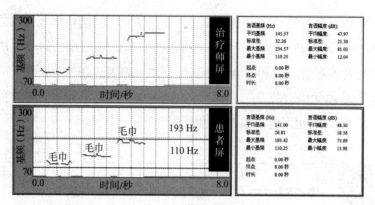

图 3-2-20　音调梯度训练（结合词语复述训练）

进行句子复述训练时，可以结合音调梯度变化，通过音调变化刺激患者口语表达，提高患者连续语音的韵律和流利性，恢复自然的口语表达功能。如图 3-2-21 所示，治疗师用音调逐渐升高然后逐渐降低的方式示范句子"我用牙刷刷牙"，由患者进行模仿复述。

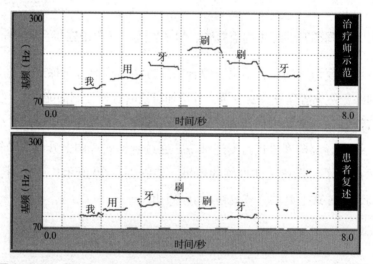

图 3-2-21　结合音调梯度训练进行句子复述训练（强调言语语言综合治疗）

使用言语语言综合训练软件 SLI 进行音调梯度训练，患者通过训练实时反馈能够感知音调变化，从而强化训练效果；治疗师选择患者发声段进行参数分析监控基频变化情况，以"毛巾"为例，治疗师用逐渐升高的音调模式朗读词语作为示范，患者进行模仿的最低音调为 110 Hz，最高音调为 193 Hz（见图 3-2-20）。

13. 乐调匹配训练（词语复述、言语语言综合）

乐调匹配训练法是言语语言综合治疗方法。乐调匹配训练根据患者现有的音调水平，选择言语重读训练软件 AccentTx 中的不同音阶，然后播放调音，让患者用和示范声相匹配的音调发声，进行音调的模仿匹配训练，以逐步建立正常的音调，提高其音调控制能力，主要适用于言语基频异常的改善治疗。[①] 乐调匹配训练法结合词语复述训练，能够刺激患者对目标词语的感知，强化词语复述的训练效果，恢复患者自然的口语表达。

如图 3-2-22 所示，为成年男性患者选择符合其年龄的音调"C 音阶"130 Hz，让患者进行乐调匹配练习。训练可以从患者模仿复述治疗师发出的无意义音节开始，过渡到复述训练目标词语，如"肥皂"，逐渐撤除辅助的乐调，让患者保持音调水平进行词语复述训练。

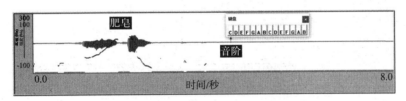

图 3-2-22　乐调匹配训练（词语复述）

14. 哼音法（词语复述、言语语言综合）

哼音法通过发音调和响度连续起伏变化的旋转式发音，促进患者呼吸与发声功能的协调，提高其言语时声带的控制能力，进而打破其固有的错误发声模式，建立新的、舒适的发声模式，帮助患者恢复自然的语音语调。哼音法主要适用于言语韵律异常的治疗。[②]

哼音法与词语复述训练相结合能够强化词语复述训练效果，恢复患者口语表达的自然语调。哼音法包括快速哼音、慢速哼音和快慢交替哼音。以快速哼音为例，示范哼音法与词语复述相结合训练。训练要领是发以浊音开头的单音节词，重复用哼音发出，然后过渡到用正常嗓音发该单音节词。训

①② 黄昭鸣，朱群怡，卢红云. 言语治疗学 [M]. 上海：华东师范大学出版社，2017.

练结合言语语言综合训练仪 SLI 作为训练的视觉反馈并进行训练监控。如图 3-2-23 所示，以 "mi" 为例，治疗师示范用啭音发 "/mi~~~/"（米），从啭音过渡到正常嗓音发 "mi"，然后由患者进行模仿发声。

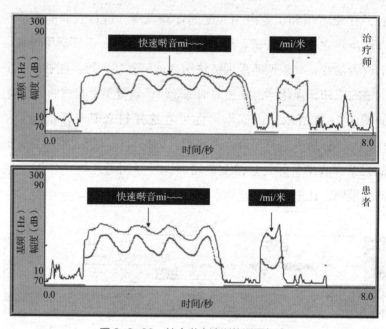

图 3-2-23　结合啭音法训练词语复述
（强调言语语言综合治疗）

视　频

响度梯度训练

15. 响度梯度训练（词语复述、言语语言综合）

响度梯度训练法是言语语言综合治疗方法，指通过阶梯式响度增加或减小的训练，增加言语时响度控制的能力，主要适用于言语韵律异常的治疗。结合响度梯度法进行词语复述训练，通过阶梯式限度上升或下降复述目标词语，能够刺激患者对目标词语的感知，强化词语复述的训练效果，恢复患者自然的口语表达。如图 3-2-24 所示，患者用响度由低到高再由高到低，阶梯式上升的方式复述词语 "脸盆"。使用言语语言综合训练仪软件 SLI 进行响度梯度训练，为患者提供响度变化实时反馈，并实现训练监控。

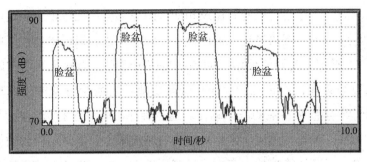

图 3-2-24 响度梯度训练法（结合词语复述）

16. 句子复述训练（句子复述、言语语言综合）

句子复述训练要求患者根据失语症训练软件呈现的词语，在软件呈现出目标词的语音刺激后，患者进行复述，刺激患者对该词汇的感知（见图 3-2-25）。若复述正确，就进入下一个目标项的练习；若不正确，则继续复述该目标项。训练时可以给予患者视觉图片提示。

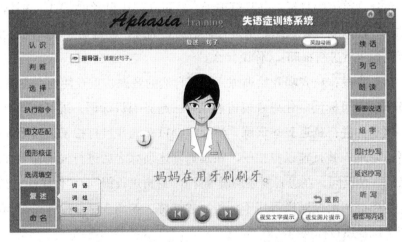

图 3-2-25 句子复述训练（借助听觉刺激进行句子复述）

17. 韵律语调治疗 MIT（词语复述、句子复述、言语语言综合）

韵律语调治疗是言语语言综合治疗方法。[1]

视 频

韵律语调治疗

---

[1] Albert M L, Sparks R W, Helm N A. Melodic Intonation Therapy for Aphasia[J]. Archives of Neurology, 1973, 29（2）: 130–131.

　　韵律语调治疗用音乐的旋律及相配合的手部动作促进语言表达能力的恢复，它可以用于词语复述、词语命名、句子复述、口语描述训练中。如图 3-2-26 所示，韵律语调治疗的特征是使用吟唱的方式把言语中的正常语调加以夸张化，将正常的言语模式转变成只有两个音调的旋律吟唱模式，同时结合患者左手的肢体动作。通过旋律吟唱和手打节奏两大要素，调动并刺激患者与左侧语言区相对应的右侧脑区，并通过结构化的循序渐进的方式，逐渐从吟唱的发声方式过渡到正常的发声方式，使得患者能够连贯流畅地说出词语、词组和句子，言语韵律、语调恢复自然，提高口语交流能力，促进语言功能障碍患者表达能力的康复。[①]

　　韵律语调治疗前两个阶段用于词语复述、词语命名训练。第一阶段，首先治疗师参照与目标项相关的图片或者训练情境提示，哼唱目标项的旋律。哼唱之后，依照自然的音调、重音使用高音调 / 低音调唱这个目标词，让患者模仿治疗师一起齐唱目标词，进行词语复述，如图 3-2-26 所示，患者用吟唱语调复述目标词"西红柿"。齐唱之后，进行即刻复述训练，治疗师首先唱目标词并且打拍子，然后立刻让患者重复唱，并且辅以打拍子。在即刻复述训练之后进行词语命名训练，即最后一步提问，在患者复述词语后进行提问："你说什么?"

　　第二阶段，从齐唱开始训练，依照自然的音调、重音使用高音调 / 低音调唱这个目标词。让患者模仿治疗师一起齐唱目标词，进行词语复述。齐唱之后，进行延迟复述训练，治疗师唱目标词并且打拍子，延迟 6 s 让患者重复唱，并且辅以打拍子。在延迟复述训练之后进行词语命名训练，即最后一步提问，在患者复述词语等待 6 s 后再进行提问："你说什么?"

　　韵律语调治疗同样可用于词组复述训练，如图 3-2-27 所示，患者用吟唱语调复述目标词组"吃西红柿"。

---

① Norton A, Zipse L, Marchina S, et al. Melodic Intonation Therapy：Shared Insights on How It Is Done and Why It Might Help[J]. Annals of the New York Academy of Sciences, 2009, 1169（1）: 431-436.

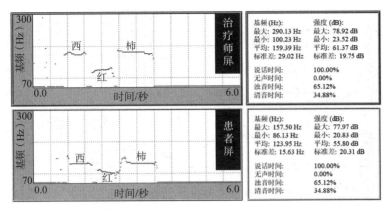

图 3-2-26 吟唱的方式复述词语（韵律语调治疗）

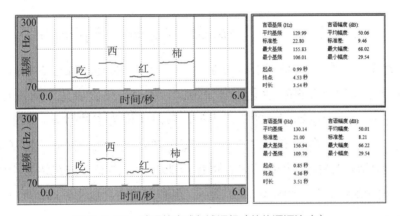

图 3-2-27 吟唱的方式复述词组（韵律语调治疗）

　　韵律语调治疗第三个阶段用于句子复述、口语描述训练。第一步，延迟重复：结合具体图片或训练情境，治疗师唱目标句并且打拍子，延迟 6 s 后，让患者重复唱目标句，[①] 如图 3-2-28 所示，患者用吟唱语调复述句子"我用毛巾洗脸"。第二步，延迟后用口语复述：在吟唱句子复述后，过渡到正常语调的句子复述训练，治疗师用正常的语调呈现刺激项，等候 6 s 后，让患者用正常的语调重复刺激项。第三步，对问题回应：在句子复述后进行口语描述训练，治疗师针对训练目标句的图片或情境，用正常的语调提问适合的问题，患者用正常口语进行描述。

①　Robert Chapey. Language Intervention Strategies in Aphasia and Related Neurogenic Communication Disorders[M]. 5th ed Philadelphia：Lippincott Williams & Wilkins, 2008.

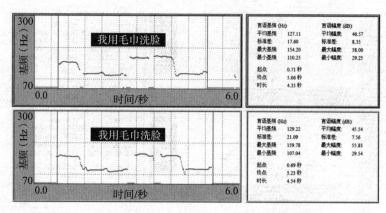

图 3-2-28　吟唱的方式复述句子（韵律语调治疗）

18. 逐字增加句长训练（词语复述、句子复述、言语语言综合）

逐字增加句长法是言语语言综合治疗方法，指通过让患者一口气连贯地复述词句，并循序渐进地增加句长。适用于语言表达中句长过短，句式单一，缺少修饰词，状语等虚词，仅以实词为主的情况。训练时结合词语复述训练和句子复述训练，恢复患者复述功能的同时，增强患者的言语呼吸支持能力和音节时长可控能力，提高患者连续语音中呼吸与发声的协调性[①]。如图 3-2-29 所示，患者复述"牙刷—牙刷刷牙—我用牙刷刷牙"。

结合言语语言综合训练软件 SLI 进行逐字增加句长训练，通过声波能够为患者提供发声的实时反馈，并且治疗师可以监控患者时长及基频情况，如图 3-2-29 所示，患者借助逐字增加句长的方法进行复述训练，"牙刷—牙刷刷牙—我用牙刷刷牙"。

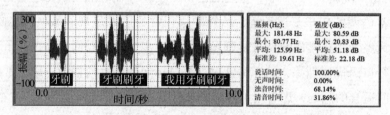

图 3-2-29　结合逐字增加句长法进行复述训练（强调言语语言综合治疗）

① 黄昭鸣，朱群怡，卢红云 . 言语治疗学 [M]. 上海：华东师范大学出版社，2017.

19. 系列言语训练（系列言语）

系列言语训练包括数数训练、诗歌训练、唱歌训练，选择患者熟悉的语言材料进行训练。

20. 看图说话训练（口语描述）

看图说话训练属于综合性的语言表达训练，需要刺激患者视觉、听觉、触觉和嗅觉多个语音通道，促进患者语言感知、词汇加工、语言产出功能区之间的相互联结。看图说话训练为患者呈现一张图片，要求患者用句子描述图片中的内容，治疗师可以用提问、追问、词头音、模仿动作等方式进行提示。在训练中可以结合逐字增加句长法，使用失语症训练软件 AphasiaTx 中"看图说话"板块进行训练（见图 3-2-30）。

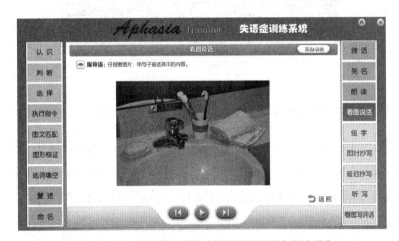

图 3-2-30　看图说话训练（借助图片刺激自发言语）

21. 认字训练（朗读）

认字训练是朗读训练的基础，为患者呈现文字符号，提高患者文字理解能力。认字训练可以结合书写联想视听训练软件 TH5-3 进行（见图 3-2-31）。

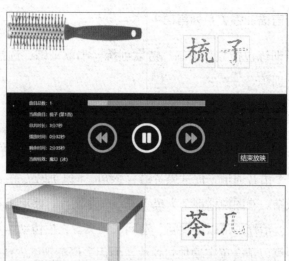

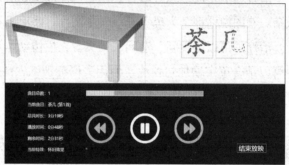

图 3-2-31　认字训练（书写联想视听训练）

22. 朗读训练（朗读）

朗读训练在认字训练的基础上，要求患者对目标训练词的文字符号进行解码，然后用口语表达出来。朗读训练包括朗读词语、短语和句子三种，训练难度逐渐增加。朗读训练可以结合失语症训练软件 AphasiaTx 中的"朗读"板块进行训练，如图 3-2-32 所示。

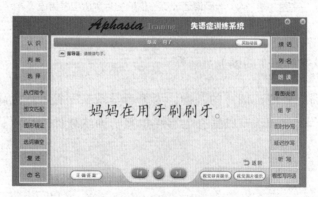

图 3-2-32　朗读训练（借助文字刺激口语表达）

23. 组字训练（书面语表达）

组字训练是将文字符号根据偏旁部首和汉字笔画拆分成各个部分，让患者将其重新组合成目标词，提高患者的书写能力。组字训练主要针对构字障碍的患者。[①] 组字训练使用失语症训练软件 AphasiaTx 中的"组字"板块进行训练，如图 3-2-33 所示。

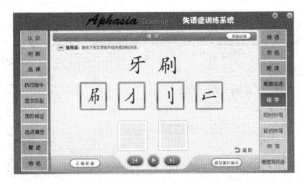

图 3-2-33　组字训练（借助视觉空间刺激书写）

24. 即时抄写训练（书面语表达）

即时抄写训练为患者呈现文字提示，要求患者抄写给出的文字。即时抄写训练使用失语症训练软件 AphasiaTx 中的"即时抄写"板块进行训练，如图 3-2-34 所示。

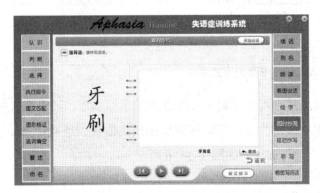

图 3-2-34　即时抄写训练（借助视觉刺激进行书写）

---

① Ilias Papathanasiou, Patrick Coppens. Aphasia and Related Neurogenic Communication Disorders [M]. 2nd ed. Sudbury：Jones & Bartlett Publishers Inc, 2016.

25. 延迟抄写训练（书面语表达）

延迟抄写训练先给患者呈现一个词语，患者仔细观察文字并记忆，然后隐藏文字，让患者根据工作记忆中存储的符号书写目标词。[①] 延迟抄写训练使用失语症训练软件 AphasiaTx 中的"延迟抄写"板块进行训练，如图 3-2-35 所示。

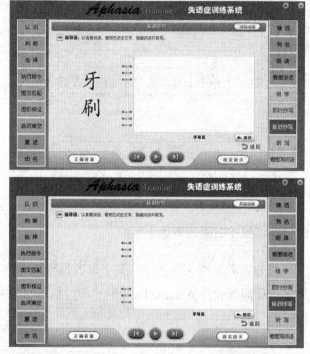

图 3-2-35　延迟抄写训练（通过工作记忆刺激书写）

26. 听写训练（书面语表达）

听写训练是利用听觉刺激训练患者的书写功能，要求患者根据听到的内容，写出相应的文字。[②] 听写训练使用失语症训练软件 AphasiaTx 中的"听写"板块进行训练，如图 3-2-36 所示。

---

① 曹艳静，刘晋宣，丁珊珊，等 . 汉语失语症患者工作记忆的特征研究 [J]. 听力学及言语疾病杂志，2017,25（2）：143-148.

② Ilias Papathanasiou, Patrick Coppens. Aphasia and Related Neurogenic Communication Disorders [M]. 2nd ed. Sudbury：Jones & Bartlett Publishers Inc, 2016.

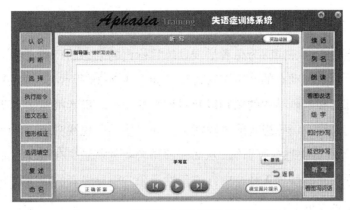

图 3-2-36　听写训练（借助听觉刺激训练书写）

27. 看图写词语训练（书面语表达）

看图写词语训练是利用视觉刺激训练患者的书写功能，要求患者根据听到的内容，写出相应的文字。[①] 看图写词语训练使用失语症训练软件 AphasiaTx 中的"看图写词语"板块进行训练，如图 3-2-37 所示。训练中可以使用听觉刺激进行提示，通过视、听双通道刺激患者的书写功能。

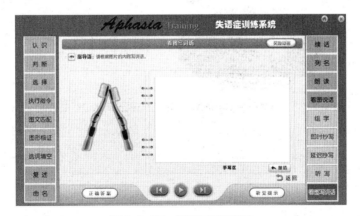

图 3-2-37　看图写词语训练

———————

① 　Ilias Papathanasiou, Patrick Coppens. Aphasia and Related Neurogenic Communication Disorders [M]. 2nd ed. Sudbury：Jones & Bartlett Publishers Inc, 2016.

视　频

书写联想视听
训练

28. 书写联想视听训练（书面语表达）

联想视听训练同时为患者呈现训练目标词的动态图片和文字，通过丰富的图片刺激和动态的文字书写过程（如图 3-2-38 所示），刺激患者对文字偏旁部首和笔画结构的感知以及对词义的理解。患者跟随文字动态书写过程一起书写，训练患者的书写能力。同时使用联想视听统合训练仪软件（TH5-3）进行联想视听训练，从而能够结合听觉刺激，在呈现图片和文字书写过程的同时播放正性、中性或负性音乐，引导患者的情绪状态，提高患者的注意力水平。

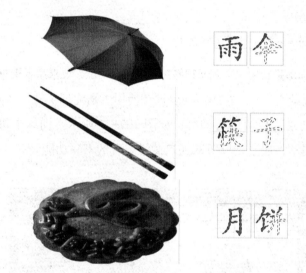

图 3-2-38　书写联想视听训练（借助动态视觉刺激进行书写训练）

PART 3

失语症治疗的短期目标监控

ICF 失语症治疗的短期目标监控作为治疗过程中的监控手段，对评价治疗方法与治疗手段的有效性至关重要，依据短期目标监控的结果及时调整训练目标与训练策略，可以保证失语症治疗的效果。

短期监控的目的是在阶段训练中，根据成人语言功能，选择相应的训练内容，并对该能力进行训练效果监控，确保康复训练的有效性。

表 3-3-1　失语症康复训练的短期监控表

1. 口语理解功能测量项目：听觉理解
测量工具：失语症评估软件

日　期	听觉理解	损伤程度	
		初始值	
		目标值	
		最终值	

2. 书面语理解功能测量项目：视觉理解
测量工具：失语症评估软件

日　期	视觉理解	损伤程度	
		初始值	
		目标值	
		最终值	

3. 口语表达功能测量项目：词语命名
测量工具：失语症评估软件

日　期	词语命名	损伤程度	
		初始值	
		目标值	
		最终值	

4. 口语表达功能测量项目：简单复述
测量工具：言语语言综合训练仪软件、失语症评估软件

日　期	简单复述	损伤程度	
		初始值	
		目标值	
		最终值	

5. 口语表达功能测量项目：词语复述
测量工具：失语症评估软件

日　期	词语复述	损伤程度	
		初始值	
		目标值	
		最终值	

6. 口语表达功能测量项目：言语语言综合能力，双音节词时长 2cvT、双音节词基频 $2cvF_0$
测量工具：言语语言综合训练仪软件

日　期	双音节词时长	双音节词基频	损伤程度	
			初始值	
			目标值	
			最终值	

7. 口语表达功能测量项目：句子复述
测量工具：失语症评估软件

日　期	句子复述	损伤程度	
		初始值	
		目标值	
		最终值	

8. 口语表达功能测量项目：言语语言综合能力，句子时长、句子基频
测量工具：言语语言综合训练仪软件

日　期	句子时长	句子基频	损伤程度	
			初始值	
			目标值	
			最终值	

9. 口语表达功能测量项目：系列言语
测量工具：失语症评估软件

日　期	系列言语	损伤程度	
		初始值	
		目标值	
		最终值	

10. 口语表达功能测量项目：口语描述
测量工具：失语症评估软件

日　期	口语描述	损伤程度	
		初始值	
		目标值	
		最终值	

11. 口语表达功能测量项目：朗读
测量工具：失语症评估软件

日　期	朗　读	损伤程度	
		初始值	
		目标值	
		最终值	

12. 书面语表达功能测量项目：书写
测量工具：失语症评估软件

日　期	书　写	损伤程度	
		初始值	
		目标值	
		最终值	

ICF 失语症治疗疗效评价

对患者开展语言治疗一段时间后，根据康复三期评定的原则，……通过色块的填充，可以直观地反映出患者在整个康复过程中的功能改善情况，再次使用治疗前所选择的类目及其评估指标对患者的功能水平进行描述，并将评估结果转化为限定值填入疗效评价表中（见表 3-4-1），利用疗效评价表可以明确、量化地监控治疗效果，并为后续治疗提供参考和依据。

表 3-4-1　失语症治疗的疗效评价表

ICF 类目组合		初期评估 ICF 限定值 问 题						目标值	中期评估（康复 __ 周） ICF 限定值 干预	问 题					目标达成	末期评估（康复 __ 周） ICF 限定值 干预	问 题					目标达成
		0	1	2	3	4				0	1	2	3	4			0	1	2	3	4	
b16700 口语理解	听觉理解																					
b16701 书面语理解	视觉理解																					
b16708 其他特指的语言理解	右脑功能																					
b16710 口语表达	简单复述																					
	词语复述																					
	双音节词时长 2cvT																					
	双音节词基频 $2cvF_0$																					

续表

初期评估		ICF 限定值 问题						目标值	中期评估（康复 ___ 周） 干预	ICF 限定值 问题						目标达成	末期评估（康复 ___ 周） 干预	ICF 限定值 问题						目标达成
ICF 类目组合		0	1	2	3	4				0	1	2	3	4				0	1	2	3	4	
b16710 口语表达	词语命名																						
	句子复述																						
	句子时长																						
	句子基频																						
	系列言语																						
	口头描述																						
	朗读																						
b16711 书面语表达	书写																						
b16713 姿势语表达	肢体语言																						

表 3-4-2　成人语言障碍的疗效评价表示例

初期评估		ICF 限定值 问题						目标值	中期评估（康复 6 周） 干预	ICF 限定值 问题						目标达成	末期评估（康复 12 周） 干预	ICF 限定值 问题						目标达成
ICF 类目组合		0	1	2	3	4				0	1	2	3	4				0	1	2	3	4	
b16700 口语理解	听觉理解							0	√							×	√							√
b16701 书面语理解	视觉理解																						

续表

ICF类目组合		初期评估 ICF限定值 问题					目标值	中期评估（康复6周）干预	问题					目标达成	末期评估（康复12周）干预	问题					目标达成
		0	1	2	3	4			0	1	2	3	4			0	1	2	3	4	
b16708 其他特指的语言理解	右脑功能																				
b16710 口语表达	简单复述						1	√						×	√						√
	词语复述						0	√						√							√
	双音节词时长 2cvT						1	√						×	√						√
	双音节词基频 $2cvF_0$						0	√						√							√
	词语命名						1	√						×	√						√
	句子复述						0	√						×	√						√
	句子时长						1	√						×	√						√
	句子基频						0	√						√							√
	系列言语						0	√						√							√
	口头描述						1	√						×	√						√
	朗读						0	√						√							√
b16711 书面语表达	书写						0								√						√
b16713 姿势语表达	肢体语言																				

失语症治疗个别化康复案例分析

4

Broca 失语症的语言治疗
个别化康复案例

本案例中的患者除了有语言障碍外，还因其大脑损伤部位累及运动区，伴有运动性言语障碍，需在康复中心进行言语语言综合治疗。本案例简单介绍在 ICF 框架下如何进行语言功能评估、制订治疗计划、实施康复治疗、监控治疗过程、进行疗效评价。

一、案例描述

视频

Broca 失语症

患者信息：高某某，48 岁，男。4 月 12 日下午 3 时许，患者在家无明显诱因下出现右侧肢体无力，言语不清，伴恶心呕吐。家属紧急送至当地医院急诊，头颅 CT 显示：左侧基底节及额叶血肿。对症治疗后，患者神志渐清，5 月 1 日复查头颅 CT 显示：左侧基底节及额叶出血有所吸收，周围水肿较明显。后患者进入康复科言语语言治疗组进行康复训练，患者接受评估前的具体情况及基本信息见表 4-1-1。

表 4-1-1　患者基本信息表

医院、康复机构、特殊教育学校、资源中心
患者信息
姓　名：<u>高某某</u>　出生日期：<u>1970.6.3</u>　性别：☑ 男　□ 女
检查者：<u>杨闪闪</u>　评估日期：<u>2018.5.12</u>　编号：<u>004</u>
类　型：□ 智障　□ 听障　□ 脑瘫　□ 孤独症　□ 发育迟缓
☑ 失语症 运动性失语　□ 神经性言语障碍（构音障碍）
□ 言语失用症　□ 其他
主要交流方式：☑ 口语　□ 图片　□ 肢体动作　□ 基本无交流
听力状况：☑ 正常　□ 异常听力　设备：□ 人工耳蜗　□ 助听器　补偿效果_____
进食状况：<u>正常</u>
言语、语言、认知状况：<u>言语功能相对较好，但存在呼吸支持较差、音调单一的问题。</u> <u>语言理解能力较好，能理解部分日常交流内容，但其口语表达能力较差，表达过程中</u> <u>存在构音错误、电报式语言等特点。认知功能正常。</u>
口部触觉感知状况：<u>正常</u>

二、语言功能精准评估结果

经医技检查发现，目前患者语言理解能力较好，能理解部分日常交流内容，对于简单指令也能够完成，但患者口语表达能力较差，在命名、复述、言语语言综合能力、朗读、口语描述等方面均存在不同程度的损伤，且表达过程中存在塞音构音障碍、句长短、停顿异常和音调低等言语障碍表现。因此，在本案例中重点呈现口语表达精准评估结果，口语表达中词语命名、词语复述、句子复述和言语语言综合评估项目结果，具体内容如表 4-1-2 所示。

（一）词语命名精准评估

表 4-1-2　词语命名能力精准评估表示例

视觉刺激		听觉刺激	
测试内容	得　分	测试内容	得　分
手	2	生病的时候一般会去哪里看病？	2

续表

视觉刺激		听觉刺激	
测试内容	得 分	测试内容	得 分
床	1	用什么梳头发?	1
头发	0	下雨天用什么挡雨?	0
电池	0	口渴的时候喝什么?	1
自行车	1	如果触犯了法律,会被送去哪儿?	1
听视觉同时刺激		听视觉继时刺激	
测试内容	得 分	测试内容	得 分
"丁零零",是什么东西响了?	2	什么动物会"喵喵"叫?	2
人可以坐在什么上面?	2	我们用什么写字?	1
用什么餐具喝汤?	0	在医院里,给人看病的是谁?	0
什么动物会"哞哞"叫?	1	每天看什么可以知道新闻?	1
洗澡后用什么擦干身体?	1	学生去哪儿上学?	1

续话反应	
测试内容	得 分
盐是咸的,糖是_____。	1
老虎嗷嗷叫,小狗_____。	0
冬天是寒冷的,夏天是_____。	1
哑巴吃黄连,_____。	0
床前明月光,_____。	2

	视觉刺激	听觉刺激	听视同时	听视继时	续话反应	总 分
得 分	4/10	5/10	6/10	5/10	4/10	24/50
正确率	40.0%	50.0%	60.0%	50.0%	40.0%	48.0%

词语命名结果分析与建议:该患者整体词语命名能力得 24 分,正确率为 48.0%,该患者词语命名能力较差,存在找词困难问题,根据词语命名精准评估结果(见表 4-1-2),患者对听觉刺激结合视觉刺激命名评估表现最好。

（二）词语复述精准评估

表 4-1-3　词语复述能力精准评估表

序　号	测试内容	得　分	序　号	测试内容	得　分
1	爸	2	9	玻璃杯	1
2	店	2	10	卫生间	1
3	猫	2	11	拍皮球	1
4	火	1	12	冰激淋	1
5	毛衣	2	13	欣欣向荣	0
6	队伍	1	14	画龙点睛	1
7	汽车	2	15	多多益善	0
8	海洋	1	16	锦上添花	0
	单字词	双字词		三字词	四字词	总　分
得　分	7/8	6/8		4/8	1/8	18/32
正确率	87.5%	75.0%		50.0%	12.5%	56.3%

结果分析与建议：整体词语复述能力得 18 分，正确率为 56.3%，复述音节数较多的词语表现较差。

（三）句子复述精准评估

表 4-1-4　句子复述能力精准评估表示例

序　号	测试内容	得　分
1	我吃过饭了。	2
2	冬天比夏天更冷。	2
3	请把桌子上的那本书给我。	2
4	路边的电线杆被昨晚的大风吹倒了。	2
5	河边的柳树上结满了黑色的大苹果。	0
得　分	8/21	正确率	38.1%

结果分析与建议：整体句子复述能力得 8 分，正确率为 38.1%，无法复述音节数较多的句子。

（四）言语语言综合能力精准评估

表 4-1-5　双音节词时频精准评估表

序　号	双音节词语	时长（s）	基频（Hz）
1	橡皮	1.01	137
2	眼睛	1.42	150
3	跳舞	1.12	127
4	熊猫	1.21	142
平均时长、平均基频		1.19	139 Hz

表 4-1-6　句子时频精准评估表示例

序　号	句子	时长（s）	基频（Hz）
1	我吃过饭了。	2.7	102 Hz

结果分析建议：言语语言综合评估结果显示，患者对于时长和基频的控制能力较差，存在双音节词基频 $2cvF_0$、句子基频低，句子时长过长的问题。

（五）ICF 失语症语言功能评估表

1. 失语症语言功能评估表

表 4-1-7　ICF 失语症语言功能评估表

身体功能 即人体系统的生理功能损伤程度			无损伤	轻度损伤	中度损伤	重度损伤	完全损伤	未特指	不适用
			0	1	2	3	4	8	9
b16700	口语理解	听觉理解	☐	☒	☐	☐	☐	☐	☐
	对口语信息的解码以获得其含义的精神功能。									
	信息来源：☒ 病史　☐ 问卷调查　☐ 临床检查　☒ 医技检查									
	问题描述 1. 口语理解能力得分率为 85.24% ↓ 2. 对口语信息解码，并进行正确理解的精神功能存在轻度损伤 进一步描述 1. 听回答能力得分：15 分，正确率为 100.0% 2. 听选择能力得分：9 分，正确率为 90.0% 3. 执行口头指令能力得分：28 分，正确率为 77.8% 康复建议：建议进行听判断、听选择、执行指令训练									
b16701	书面语理解	视觉理解	☐	☒	☐	☐	☐	☐	☐
	对书面语言信息的解码以获得其含义的精神功能。									
	信息来源：☒ 病史　☐ 问卷调查　☐ 临床检查　☒ 医技检查									
	问题描述 1. 书面语理解能力得分率为 78.9% ↓ 2. 对书面语进行解码，并进行正确理解的精神功能存在轻度损伤 进一步描述 1. 图片与实物配对能力得分：5 分，正确率为 100.0% 2. 图片与文字配对能力得分：4 分，正确率为 80.0% 3. 选词填空能力得分：6 分，正确率为 66.6% 康复建议：建议进行图文匹配、图形核证、选词填空和视听理解训练									
b16708	其他特指的语言理解	右脑功能	☐	☒	☐	☐	☐	☐	☐
	信息来源：☒ 病史　☐ 问卷调查　☐ 临床检查　☒ 医技检查									
	问题描述 1. 右脑功能得分率为 82.1% ↓ 2. 右侧大脑半球与语言有关的功能存在轻度损伤									

续表

身体功能 即人体系统的生理功能损伤程度			无 损伤	轻度 损伤	中度 损伤	重度 损伤	完全 损伤	未 特指	不 适用
			0	1	2	3	4	8	9
	进一步描述 1. 表情辨别能力得分：4 分，正确率为 100.0% 2. 图形匹配能力得分：4 分，正确率为 100.0% 3. 隐喻句理解能力得分：15 分，正确率为 75.0%									
b16710	口语表达	词语命名	☐	☐	☐	☒	☐	☐	☐
		简单复述	☐	☐	☐	☒	☐	☐	☐
		词语复述	☐	☐	☒	☐	☐	☐	☐
		双音节词时长 2cvT	☐	☐	☒	☐	☐	☐	☐
		双音节词基频 $2cvF_0$	☐	☒	☐	☐	☐	☐	☐
		句子复述	☐	☐	☐	☒	☐	☐	☐
		句子时长	☐	☐	☐	☒	☐	☐	☐
		句子基频	☐	☐	☒	☐	☐	☐	☐
		系列言语	☐	☐	☐	☒	☐	☐	☐
		口语描述	☐	☐	☐	☒	☐	☐	☐
		朗　读	☐	☐	☒	☐	☐	☐	☐
	以口语产生有意义的信息所必需的精神功能。									
	信息来源：☒ 病史　☐ 问卷调查　☐ 临床检查　☒ 医技检查									
	问题描述 1. 词语命名能力得分率为 48% ↓ 对事物进行正确命名的精神功能存在重度损伤 2. 简单复述能力得分率为 40.0% ↓ 简单复述的精神功能存在重度损伤 3. 词语复述能力得分率为 56.3% ↓ 词语复述的精神功能存在中度损伤 4. 双音节词时长 2cvT 为 1.38 s ↑ 双音节词时长控制能力存在中度损伤 5. 双音节词基频 $2cvF_0$ 为 97 Hz ↓ 双音节词基频控制能力存在轻度损伤 6. 句子复述能力得分率为 38.1% ↓ 句子复述的精神功能存在重度损伤									

右上角：续表

身体功能 即人体系统的生理功能损伤程度			无 损伤 0	轻度 损伤 1	中度 损伤 2	重度 损伤 3	完全 损伤 4	未 特指 8	不 适用 9
		7. 句子时长为 2.7 s ↑ 句子时长控制能力存在重度损伤 8. 句子基频为 102 Hz ↓ 句子基频控制能力存在中度损伤 9. 系列言语得分率为 48.0% ↓ 产生系列言语的精神功能存在重度损伤 10. 口语描述得分率为 29.3% ↓ 对图片或事件进行描述的精神功能存在重度损伤 11. 朗读得分率为 55.0% ↓ 对词语或句子进行正确朗读的精神功能存在中度损伤							
b16711	书面语 表达	书　写	□	□	☒	□	□	□	□
		以书面语产生有意义的信息所必需的精神功能。							
		信息来源：☒ 病史　□ 问卷调查　□ 临床检查　☒ 医技检查							
		问题描述 1. 书写得分为 64.2% ↓ 2. 正常产生有意义的书面语信息所必需的精神功能存在中度损伤。							
b16713	姿势语 表达	肢体语言	☒	□	□	□	□	□	□
		用非正式授予或其他运动生成信息所必需的精神功能。							
		信息来源：☒ 病史　□ 问卷调查　□ 临床检查　☒ 医技检查							
		问题描述 1. 肢体语言得分率为 100.0% ↓ 2. 通过手势或其他肢体动作产生有意义的肢体语言信息所必需的精神功能表现正常							

2. 口语表达能力精准评估结果分析与建议

（1）词语命名。

问题描述：词语命名能力得分率为 48% ↓，正常范围 95.01% — 100.00%，对事物进行正确命名的精神功能存在重度损伤。

进一步描述：视觉刺激词语命名能力正确率为 40.0%，听觉刺激词与命名能力正确率为 50.0%，听视觉同时刺激词与命名能力正确率为 60.0%，听视觉继时刺激词与命名能力正确率为 50.0%，续话反应能力正确率为 40.0%。

训练建议：词语命名正确率达到 51%，建议进行命名训练、续话训练、列名训练、韵律语调治疗、辅助沟通训练，具体参见失语症训练软件的命名、续话、列名板块，言语语言综合训练软件，辅助沟通软件。

（2）简单复述。

问题描述：简单复述能力得分率为 40%↓，正常范围 95.01%—100.00%，简单复述的精神功能存在重度损伤。

训练建议：简单复述能力得分达到 51%，建议进行口腔轮替运动训练，具体参见言语语言综合训练软件。

（3）词语复述。

问题描述：词语复述能力得分率为 56.3%↓，正常范围 95.01%—100.00%，词语复述的精神功能存在中度损伤。

进一步描述：单字词得分率为 87.5%，双字词得分为 75.0%，三字词得分为 50.0%，四字词得分为 12.5%。

训练建议：词语复述正确率达到 76%，建议进行复述训练、口语诱导训练，具体参见失语症训练软件的复述板块，口语诱导软件。

（4）双音节时长 2cvT。

问题描述：双音节时长 2cvT 为 1.38 s↑，正常范围 0.7—1.05 s，双音节时长控制能力存在中度损伤。

进一步描述：患者启动发音困难。

训练建议：建议进行言语重读治疗、停顿起音训练、音节时长训练、音调变化训练、响度变化训练等实时反馈治疗，具体参见言语语言综合训练软件，言语重读干预软件。

（5）双音节词基频 $2cvF_0$。

问题描述：双音节词基频 $2cvF_0$ 为 97 Hz↓，正常范围 104—167 Hz，双音节词基频控制能力存在轻度损伤。

进一步描述：患者音调低下。

训练建议：建议进行言语重读治疗、停顿起音训练、音节时长训练、音调变化训练、响度变化训练等实时反馈治疗，具体参见言语语言综合训练软件，言语重读干预软件。

（6）句子复述。

问题描述：句子复述能力得分率为38.1%↓，正常范围95.01%—100.00%，句子复述的精神功能存在重度损伤。

训练建议：句子复述正确率达到51%，建议进行句子复述训练、逐字增加句长训练，具体参见失语症训练软件的复述板块，言语语言综合训练软件。

（7）句子时长。

问题描述：句子时长为2.7 s↑，正常范围0.83—1.57 s，句子时长控制能力存在重度损伤。

训练建议：建议进行言语重读治疗、停顿起音训练、音节时长训练、音调变化训练、响度变化训练等实时反馈治疗。具体参见言语语言综合训练软件，言语重读干预软件。

（8）句子基频。

问题描述：句子基频为102 Hz↓，正常范围128—195 Hz，句子基频控制能力存在轻度损伤。

训练建议：建议进行言语重读治疗、停顿起音训练、音节时长训练、音调变化训练、响度变化训练等实时反馈治疗，具体参见言语语言综合训练软件、言语重读干预软件。

（9）系列言语。

问题描述：系列言语能力得分率为48.0%↓，正常范围95.01%—100.00%，产生系列言语的精神功能存在重度损伤。

训练建议：建议进行系列言语训练。

（10）口语描述。

问题描述：口语描述得分率为29.3%↓，正常范围95.01%—100.00%，对图片或事件进行描述的精神功能存在重度损伤。

进一步描述：看图说话得分率为26.7%，日常沟通得分为40.0%，思维能力得分率为26.7%。

训练建议：口语描述正确率达到51.0%，建议进行韵律语调治疗、看图说话训练，具体参见失语症训练软件的看图说话板块。

（11）朗读。

问题描述：朗读得分率为55.0%↓，正常范围95.01%—100.00%，对词语或句子进行正确朗读的精神功能存在中度损伤。

进一步描述：朗读词语得分率为 60.0%，朗读句子得分率为 53.1%。

训练建议：朗读正确率达到 76%，建议进行认字训练、朗读训练，具体参见失语症训练软件的朗读板块，联想视听软件。

三、ICF 框架下的失语症治疗计划——口语表达能力

根据 ICF 失语症语言功能评估报告表，由于该患者口语表达能力损伤最为严重，且伴随启动发音困难、停顿异常、句长短以及音调偏低等言语问题，以口语表达训练为重点，在口语表达训练中进行言语语言综合训练。制订失语症治疗计划表（见表 4-1-8），确定该阶段的训练目标值，并于一个阶段的治疗后查看患者的最终值是否达到该阶段所定的目标。

表 4-1-8　失语症治疗计划表

治疗任务 （14 项）		治疗方法 （实时反馈治疗：10项） （传统治疗：22项）	康复医师	护士	主要治疗师	言语治疗师	初始值	目标值	最终值
b16700 口语理解	听觉理解	☐ 认识 ☐ 判断 ☐ 选择 ☐ 执行指令							
b16701 书面语理解	视觉理解	☐ 图文匹配 ☐ 图形核证 ☐ 选词填空 ➤ 实时反馈治疗 ☐ 辅助沟通训练							
b16710 口语表达	词语命名	☑ 命名训练 ☐ 续话训练 ☐ 列名训练 ➤ 实时反馈治疗 ☐ 辅助沟通训练				√	3	2	2
	简单复述	☐ 口腔轮替运动训练 ☐ 塞音构音训练							

续表

治疗任务 （14项）		治疗方法 （实时反馈治疗：10项） （传统治疗：22项）	康复 医师	护士	主要 治疗师	言语 治疗师	初始值	目标值	最终值
b16710 口语 表达	词语复述	☑ 词语复述训练 ➤ 实时反馈治疗 ☑ 口语诱导训练				√	2	1	1
	句子复述	□ 句子复述训练							
	双音节词 时长 2cvT	➤ 实时反馈治疗 ☑ 言语重读治疗				√	2	1	1
	双音节词 基频 $2cvF_0$	☑ 韵律语调治疗 □ 停顿起音训练				√	1	0	0
	句子时长	☑ 音节时长训练 ☑ 音调变化训练				√	3	2	2
	句子基频	□ 响度变化训练				√	2	1	1
	系列言语	□ 系列言语训练							
	口语描述	□ 看图说话训练							
	朗　读	□ 认字训练 □ 朗读训练							
b16711 书面语 表达	书　写	□ 组字训练 □ 抄写训练 □ 听写训练 □ 看图写词语 ➤ 实时反馈治疗 □ 书写联想视听训练							

四、口语表达能力康复治疗过程及实时监控

（一）口语表达能力康复治疗的过程

本案例中，根据患者的情况，选择了词语复述训练、韵律语调治疗、音节时长训练、音调变化训练作为该患者一次治疗的内容。

1. 词语复述训练

第一步，根据治疗师提供的实物或失语症训练软件上的图片，在治疗师说出目标词语后，患者进行复述，利用语音刺激训练患者的口语表达能力（见图 4-1-1），若复述正确，进入下一个目标项的练习，若不正确，则继续复述该目标项。

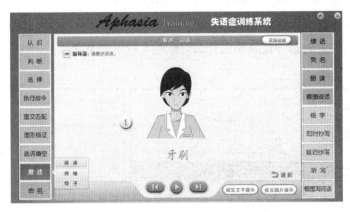

图 4-1-1　词语复述训练

第二步，使用口语诱导软件进行实时反馈的口语复述训练。选择合适的训练目标词后，软件呈现相应的图片和文字，治疗师示范发声后，患者进行复述，如图 4-1-2 所示，患者在图片和文字的刺激下复述词语"眼睛"，患者发声会驱动视觉图像与目标词语的三维运动，进行实时反馈词语复述训练。

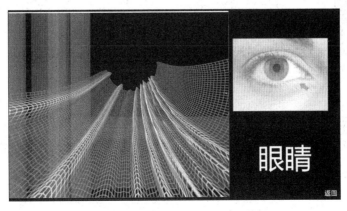

图 4-1-2　口语诱导词语复述训练

2. 韵律语调治疗

韵律语调治疗结合词语复述训练，进行言语语言综合治疗。

第一步，哼唱：首先治疗师参照与目标项相关的图片或者环境提示，哼唱目标项的旋律。然后依照自然的音调、重音使用高音调 / 低音调唱这个目标词两次，训练时可以使用言语语言综合训练仪软件 SLI 进行实时反馈，给患者视觉提示。如图 4-1-3 所示，治疗师用"高—低"音调哼唱词语"杯子"，让患者观察并打拍子，治疗师右手握住患者的左手打拍子，用左手来给患者信号让其明白什么时候唱、什么时候听。

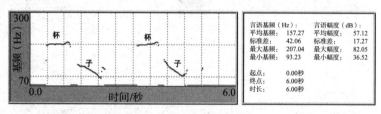

图 4-1-3 "高—低"音调词语复述训练

第二步，齐唱：让患者跟着治疗师一起齐唱目标词，同时用手打拍子。训练时使用言语语言综合训练仪软件 SLI 进行实时反馈，给患者视觉提示。如图 4-1-4 所示，治疗师和患者共同用"低—高"音调哼唱词语"杯子"。如果患者唱出的目标词可被接受，那么准备进行第三步。

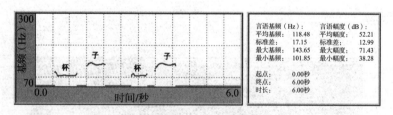

图 4-1-4 患者与治疗师齐唱复述词语

第三步，减少治疗师的参与，逐渐由患者独唱：治疗师和患者一起唱目标词并且打拍子。但在后半段治疗师的声音逐渐减弱，让患者能够独自完成目标词。治疗师一旦不唱，就要嘴唇同步停止，否则会给患者很强的提示。

训练时使用言语语言综合训练仪软件 SLI 进行实时反馈，如图 4-1-5 所示，治疗师和患者共同用"低—高—低"音调哼唱词语"玻璃杯"一遍，在第二遍时治疗师不发声，通过软件显示的基频曲线刺激患者复述第二遍。

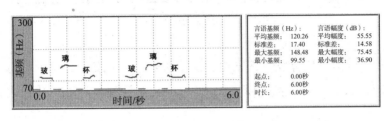

图 4-1-5　"低—高—低"音调复述词语

第四步，即刻重复（跟唱）：治疗师唱目标词并且打拍子。然后立刻让患者重复唱，并且辅以打拍子，进行词语复述训练。复述时可以使用言语语言综合训练仪软件 SLI 进行实时反馈的韵律语调训练（如图 4-1-6 所示），治疗师唱目标词"毛巾"后，让患者根据软件实时反馈的基频曲线重复唱目标词，进行韵律语调治疗结合复述训练。

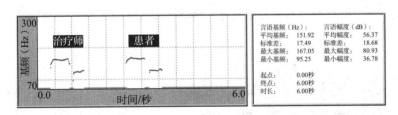

图 4-1-6　患者独立复述词语"毛巾"

3. 音节时长训练

因为患者存在发音困难、音节时长过长的问题，所以需要选择音节时长训练结合词语复述训练，提高患者对不同音节时长变化的控制能力，增强患者连续语音的流利性。

第一步，用短音发目标词语，治疗师使用言语语言综合训练软件 SLI 进行短音示范目标词语"脸盆"（如图 4-1-7 所示），让患者跟随复述。

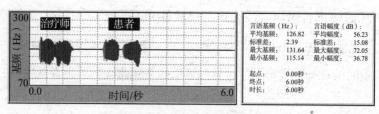

图 4-1-7　患者用短音复述词语

第二步，用长音发目标词语，治疗师使用言语语言综合训练仪软件 SLI 进行长音示范目标词语"肥一，皂一"（见图 4-1-8），让患者跟随复述。

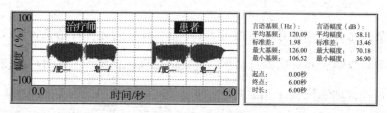

图 4-1-8　患者用长音复述词语

第三步，长短音交替发目标词语，治疗师使用言语语言综合训练仪软件 SLI 进行长短音交替发目标词语的示范"肥皂，肥一皂一，肥皂"（见图 4-1-9），让患者跟随复述。

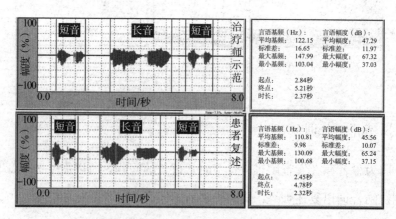

图 4-1-9　患者长短音交替复述词语

4. 音调变化训练

由于患者存在音调过低的问题，因此在词语复述训练的同时结合音调变化训练，提高患者的音调水平以及对音调的控制能力。

第一步，使用阶梯式音调上升音调梯度的训练，使患者建立正常音调。治疗师先用逐步上升的音调唱 /do-re-mi-/ 然后用和 /mi/ 音相同的音调说出目标词"毛巾"，让患者以同样的方式进行复述，训练时使用言语语言综合训练软件 SLI 进行实时视觉反馈（见图 4-1-10）。

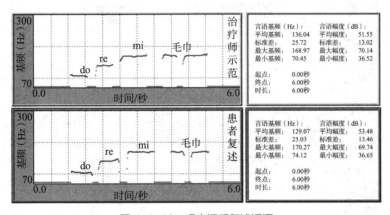

图 4-1-10　唱音调后复述词语

第二步，使用阶梯式音调上升的方式复述目标词语。治疗师先用逐步上升的音调说目标词"毛巾"三次，每一次音调都比前一次更高（见图 4-1-11），然后让患者以同样的方式进行复述，训练时使用言语语言综合训练仪软件 SLI 进行实时视觉反馈，通过基频曲线，提示患者逐渐升高音调。

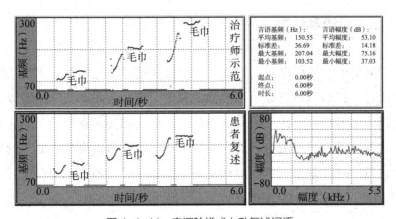

图 4-1-11　音调阶梯式上升复述词语

第三步，结合啭音法进行词语复述训练，增加患者的音调控制能力。啭音法是指通过发音调和响度连续起伏变化的旋转式发音，包括快速啭音、慢速啭音和快慢交替啭音。本次治疗使用快速啭音法，先由治疗师示范如何快速啭音，让患者进行学习，然后治疗师在快速啭音之后说出目标词"脸盆"，让患者进行模仿，先发快速啭音，然后复述词语"脸盆"（见图4-1-12）。

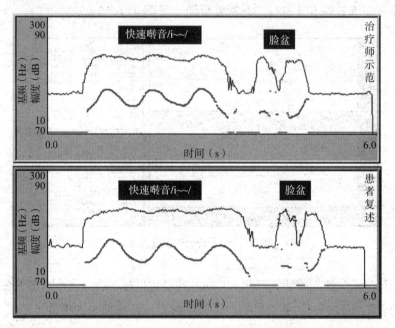

图 4-1-12　快速啭音后复述词语

（二）口语表达能力的实时监控

本案例中，根据患者的情况，每次实施治疗前选择患者该次治疗的训练内容，在语言表达能力康复治疗及实时监控表中，勾选患者该次治疗的训练内容，并于治疗前后分别记录训练前描述及训练结果，实时监控患者的口语表达能力是否有所提高，便于治疗师根据患者能力的进展情况进行治疗计划及训练内容的调整。如表4-1-9所示，高某某经5月19日治疗一次后，词语复述正确率由33%提高到66.6%，词语复述能力有所提高；双音节词时长 2cvT 由 1.32 s 降低至 1.0 s，双音节词时长控制能力提高；双音节词基频 2cvF$_0$ 由 98 Hz 提高到 112 Hz，双音节词基频控制能力有所提高。

表 4-1-9　语言表达能力实时监控表（b1671）

时　间	治疗任务	治疗方法（针对性治疗）	训练前描述（如需）	训练结果
5月19日	口语表达（词语复述）（句子复述）——言语语言综合 ➢ 双音节词时长 2cvT ➢ 双音节词基频 2cvF$_0$ ➢ 句子时长 ➢ 句子基频	☑ 词语复述训练 ☑ 口语诱导训练 ☐ 言语重读治疗（言语语言综合） ☐ 停顿起音训练（言语语言综合） ☑ 音节时长训练（言语语言综合） ☑ 音调梯度法 ☐ 乐调匹配法 ☑ 转音法 ☐ 响度梯度法 ☑ 韵律语调治疗法 MIT ☐ 句子复述训练 ☐ 逐字增加句长法	词语复述正确率33%双音节词时长 2cvT 为 1.32 s双音节词基频 2cvF$_0$ 为 98 Hz	词语复述正确率 66.6%双音节词时长 2cvT 为 1.0 s双音节基频 2cvF$_0$ 为 112 Hz

五、口语表达能力的短期目标监控及疗效评价

（一）口语表达能力的短期目标监控

本案例中，患者于5月10日起每日进行一次口语表达能力的康复治疗，每5次训练后进行一次短期目标监控，查看患者口语表达能力损伤程度的改善情况，如表4-1-10所示，经10次治疗后，高某某的词语命名力由48%提升至67%，其词语命名能力损伤程度从初始值3（重度损伤）改善至2（中度损伤），达到本期治疗计划中所制定的目标值；词语复述能力由56.3%提升至84.5%，其词语复述能力损伤程度从初始值2（中度损伤）改善至1（轻度损伤），达到本期治疗计划中所制定的目标值；双音节时长2cvT 由 1.38 s 降低至 1.02 s，损伤程度从初始值2（中度损伤）改善至1（轻度损伤），达到本期治疗计划中所制定的目标值；双音节基频 2cvF$_0$ 由

97 Hz 提升至 112 Hz，损伤程度从初始值 1（轻度损伤）改善至 0（无损伤），达到本期治疗计划中所制定的目标值。提示治疗师在进行下一期的治疗中可以适度增加治疗内容，提高训练的难度，帮助患者提高口语表达能力。

表 4-1-10　口语表达能力实时监控表（b1671）

1. 口语表达功能测量项目：词语命名
测量工具：失语症评估软件

日期	词语命名	损伤程度	
5 月 10 日	48%	初始值	3
		目标值	2
5 月 15 日	56%	最终值	2
5 月 20 日	67%		2

2. 口语表达功能测量项目：词语复述
测量工具：失语症评估软件

日期	词语复述	损伤程度	
5 月 10 日	56.3%	初始值	2
		目标值	1
5 月 15 日	69.5%	最终值	2
5 月 20 日	84.5%		1

3. 口语表达功能测量项目：双音节词时长 2cvT，双音节词基频 2cvF$_0$（言语语言综合）
测量工具：言语语言综合训练仪软件

日期	双音节词时长 /s	双音节词基频 /Hz	损伤程度		
5 月 10 日	1.38	97	初始值	2	1
			目标值	1	0
5 月 15 日	1.26	103	最终值	2	0
5 月 20 日	1.02	112		1	0

（二）口语表达能力的疗效评价

本案例中，患者于 5 月 10 日进行为期 3 周的第一阶段治疗，在本阶段治疗结束后治疗师对患者这一阶段口语表达能力的治疗进行疗效评价，填写 ICF 语言疗效评价表。如表 4-1-11 所示，患者经 3 周（一阶段）的治疗后，其词语命名能力的损伤程度由重度改善为中度，词语复述能力的损伤程度由中度改善为轻度，双音节时长 2cvT 控制能力的损伤程度由中度改善为轻度，双音节基频 2cvF$_0$ 控制能力的损伤程度由轻度改善为无损伤，与本阶段训练前的评估结果相比有了明显的提高，建议下一阶段的治疗中增加句子复述和表达训练，结合韵律语调法，音调变化法，逐字增加句长法等方法进行训练，使患者能够更流利地进行表达。

表 4-1-11　ICF 语言疗效评价表

ICF 类目组合		初期评估						目标值	中期评估（康复 3 周）							目标达成	末期评估（康复 ___ 周）							目标达成
		ICF 限定值							干预	ICF 限定值							干预	ICF 限定值						
			问　题								问　题								问　题					
		0	1	2	3	4				0	1	2	3	4				0	1	2	3	4	
b16710 口语表达	简单复述								×														
	词语复述							1	√								√						
	双音节词时长 2cvT							1	√								√						
	双音节词基频 2cvF$_0$							0	√								√						
	词语命名							2	√								√						
	句子复述								×														
	句子时长								×														
	句子基频								×														
	系列言语								×														
	口头描述								×														
	朗　读								×														

PART 2

Wernicke 失语症的语言治疗
个别化康复案例

一、案例描述

王某某，男，52岁，右利手，高中学历，讲普通话、上海话。患者 2018年2月9日晚上8时许，因饮酒过量，导致脑梗住院，查头颅 CT，显示：左侧基底节及颞叶血肿。对症治疗后，患者神志渐清，2月27日复查头颅 CT，显示：左侧基底节及颞叶出血有所吸收，周围水肿较明显。患者随后进入康复科接受语言治疗，患者接受评估之前的基本情况见表 4-2-1。

表 4-2-1　患者基本信息表

医院、康复机构、特殊教育学校、资源中心
患者信息
姓　　名：<u>王某某</u>　　出生日期：<u>1966.02.13</u>　　性别：☑男　□女
检查者：<u>孙进</u>　　首评日期：<u>2018.03.04</u>　　编号：<u>01-0077</u>
类　　型：□智障　□听障　□脑瘫　□孤独症　□发育迟缓
☑失语症<u>感觉性失语</u>　□神经性言语障碍（构音障碍）
□言语失用症　□其他
主要交流方式：□口语　□图片　□肢体动作　☑基本无交流
听力状况：☑正常　□异常　听力设备：□人工耳蜗　□助听器　补偿效果____
进食状况：<u>主要进食半流质食物，无法咀嚼硬的食物。</u>
言语、语言、认知状况：<u>右利手，左侧基底节及颞叶血肿。神志清，精神可，言语欠清，自发语言较多，但内容空洞且难以理解；理解能力存在严重障碍，简单实词也无法理解；不存在明显言语嗓音功能问题。</u>
口部触觉感知状况：<u>口部感觉弱敏。</u>

二、语言功能精准评估结果

经医技检查发现，目前患者语言理解能力存在严重障碍，口语理解和书面语理解损伤程度均较为严重，口语理解仅能理解部分简单实词，书面语理解能力相对好于口语理解。语言表达能力好于语言理解能力，患者自发言语较多，命名时偶有找词困难现象、复述因为口语理解能力损伤而出现损伤。根据患者语言功能精准评估结果，在本案例中重点呈现口语理解和书面语理解的精准评估结果（见表4-2-2，表4-2-3）。

（一）听觉理解能力精准评估

表4-2-2　听觉理解能力精准评估表

听回答				
测试内容	口语回答		非口语回答	得　分
	是	不　是	是	不　是
你叫王芳，是吗？		√			2
你今年28岁，是吗？					0
你现在在医院，是吗？			√		1
今年是2000年，是吗？	√				0
夏天很热，是吗？			√		2

听选择			
测试内容	得　分	测试内容	得　分
铅笔	0	牙刷	0
脚	0	香烟	1
手表	1	刀	0
剪刀	0	杯子	0
线	0	电视机	1

续表

执行口头指令		
测试内容		得分
指一指门。		2
看一看天花板。		1
指一指窗户，再拍一拍书桌。		1
跺一跺脚，然后摇一摇头。		2
把手放在自己的头上，闭上眼睛，然后点点头。		1
一手握拳、回头看一下后方，然后咳嗽一下。		2

	听回答	听选择	执行口头指令	总 分
得 分	5/15	3/10	9/36	17/61
正确率	33.3%	30.0%	25.0%	27.9%

（二）视觉理解能力精准评估

表 4-2-3   视觉理解能力精准评估表

图片与实物配对		图片与文字配对	
测试内容	得 分	测试内容	得 分
铅笔	1	牙刷	1
脚	1	香烟	1
手表	1	刀	0
剪刀	0	杯子	0
线	0	电视机	1

选词填空	
测试内容	得 分
下雨了，要穿_____。	2
星期六，我们一起去_____旅行吧。	1
昨天晚上倾盆大雨，雷声轰鸣，今天早上却阳光_____。	0

续表

	图片与实物配对	图片与文字配对	选词填空	总　分
得　分	3/5	3/5	3/9	9/19
正确率	60.0%	60.0%	33.3%	47.4%

（三）ICF 语言功能评估表

表 4-2-4　ICF 语言功能评估表

身体功能 即人体系统的生理功能损伤程度			无损伤	轻度损伤	中度损伤	重度损伤	完全损伤	未特指	不适用
			0	1	2	3	4	8	9
b16700	口语理解	听觉理解	□	□	□	☒	□	□	□
	对口语信息的解码以获得其含义的精神功能。									
	信息来源：☒ 病史　□ 问卷调查　□ 临床检查　☒ 医技检查									
	问题描述： 口语理解能力得分率为 27.9% ↓，正常范围 95.01% — 100.00%， 对口语信息解码，并进行正确理解的精神功能存在重度损伤。 进一步描述： 听回答得分 33.3%，听选择得分率 30.0%，执行口头指令得分率 25.0%。 训练建议：听觉理解正确率达到 51%，建议进行判断、选择、执行指令训练 具体参见失语症训练软件判断、选择、执行指令板块和辅助沟通软件									
b16701	书面语理解	视觉理解	□	□	□	☒	□	□	□
	对书面语言信息的解码以获得其含义的精神功能。									
	信息来源：☒ 病史　□ 问卷调查　□ 临床检查　☒ 医技检查									
	问题描述： 书面语理解能力得分为 47.4% ↓，正常范围 95.01% — 100.00% 对书面语进行解码，并进行正确理解的精神功能存在重度损伤 进一步描述： 图片与实物配对得分 60.0%，文字与图片配得分 60.0%，选词填空得分 33.3% 训练建议：视觉理解正确率达到 51%，建议进行图文匹配、图形核证和选词填空训练 具体参见失语症训练软件的图文匹配、图形核证、选词填空板块，辅助沟通软件									

三、ICF 框架下的失语症治疗计划——语言理解能力

根据 ICF 语言功能评估报告表，由于该患者的语言理解能力损伤最严重，以语言理解能力为训练重点，制订失语症治疗计划表（见表 4-2-5），确定该阶段的训练目标值，并于一个阶段的治疗结束后查看患者的最终值是否达到该阶段所定的目标。

表 4-2-5　失语症治疗计划表

治疗任务 （14 项）		治疗方法 （实时反馈治疗：8 项） （传统治疗：23 项）	康复医师	护士	主要治疗师	言语治疗师	初始值	目标值	最终值
b16700 口语理解	听觉理解	☑ 认识 ☑ 判断 ☑ 选择 ☑ 执行指令 ☑ 图文匹配				√	3	2	2
b16701 书面语理解	视觉理解	☑ 图形核证 ☑ 选词填空 ➤ 实时反馈治疗 ☑ 辅助沟通训练				√	3	2	2

四、语言理解能力康复治疗过程及实时监控

（一）口语理解能力康复治疗的过程

Wernicke 失语症患者最突出的障碍特征就是听觉理解能力损伤，该患者视觉理解好于听觉理解，所以听觉理解的训练应该以视觉信息作为辅助，同时使用视觉刺激和听觉刺激，帮助患者恢复理解功能。本案例中，根据患者的情况，选择了认识训练、绘本治疗、判断训练、选择训练作为该患者一次治疗所进行的治疗内容。

1. 认识训练

第一步，使用失语症训练软件"认识"板块，在视觉理解训练的基础上，将训练目标"眼睛"的实物、图片和文字反复与语音刺激相结合（见图 4-2-1），刺激患者对"眼睛"的感知，使得语音信号能够激活语义通路。

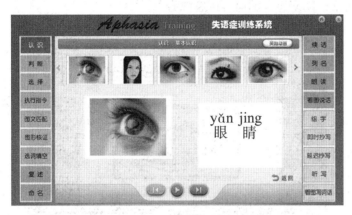

图 4-2-1　基本认识训练

第二步，使用失语症训练软件"认识"板块，在基本认识的基础上，进行综合认识训练。综合认识训练是为患者呈现关于物品的功能、特征的一句话和使用某种物品的场景、动作，同时播放语音，如"眼睛是人体部位"（见图 4-2-2）。同时呈现视觉刺激和听觉刺激，从物品的类别、特征及功能等方面帮助患者认识物品。

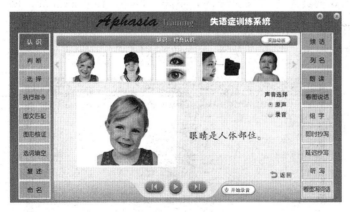

图 4-2-2　综合认识训练

2. 绘本治疗

通过辅助沟通训练软件，选择患者的目标词语"眼睛"，双击图片为患者呈现目标训练词语的动态绘本过程（见图4-2-3），同时呈现相应的文字和语音刺激。不断地循环呈现绘本过程，通过听觉刺激建立患者语音和语义的联系，恢复患者的语言理解能力。

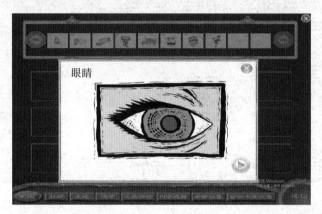

图 4-2-3　绘本治疗（恢复语音和语义的联系）

3. 判断训练

第一步，基本判断：治疗师指着屏幕，提示患者注意听训练指导语，系统提问："这是毛衣吗？"（见 4-2-4），让患者根据屏幕上的视觉图像做出判断，进行回答。患者给出正确判断时，治疗师点击"奖励动画"给予患者强化鼓励。若患者反应错误，软件会自动给出正确答案，再次强化患者的语音感知。若患者无反应，治疗师可点击"视觉文字提示"，以给患者提供文字提示，并再次提问："这是毛衣吗？"，让患者做出回答。

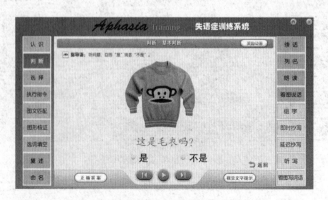

图 4-2-4　基本判断训练（通过听觉刺激判断文字、图片）

　　第二步，综合判断：指导语变为描述物品的特征："冬天穿毛衣很暖和，是吗？"（见图4-2-5），让患者根据训练物品的功能、类别和特征等进行判断，强化患者的听觉理解。

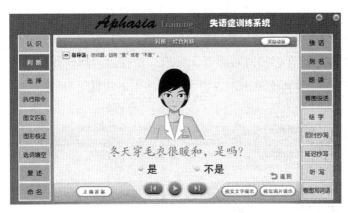

图 4-2-5　综合判断训练（采用听觉刺激，通过功能、类别、匹配进行判断）

　　第三步，使用辅助沟通软件进行强化听觉理解判断训练，治疗师根据治疗计划选择训练的目标词，添加在沟通板上（见图4-2-6），治疗师指着屏幕，口头提问："这是西瓜，是吗？"患者根据屏幕上的视觉图像做出判断，并进行回答。若患者回答正确，治疗师就单击图片，播放指导语"西瓜"，强化患者的语音感知。若患者回答错误，治疗师则双击图片，屏幕呈现动态绘本过程（如图4-2-6所示），让患者进行绘本感知，并再次强化患者语音感知。

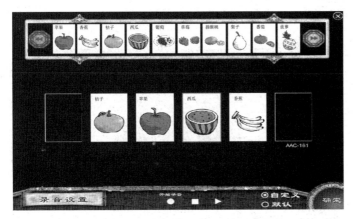

图 4-2-6　辅助沟通软件进行强化判断训练

4. 选择训练

第一步，单条件选择训练：治疗师指着屏幕，提示患者注意听指导语，系统发出指令"请找出电吹风"（见图4-2-7），患者根据屏幕上的视觉图像做出判断，并进行选择。患者给出正确判断时，治疗师就点击"奖励动画"，给予患者强化鼓励；若患者反应错误，软件会自动给出正确答案，再次强化患者的语音感知；若患者无反应，治疗师可操作控制屏，点击"视觉文字提示"，并再次发出声音指令"请找出电吹风"，观察患者反应。

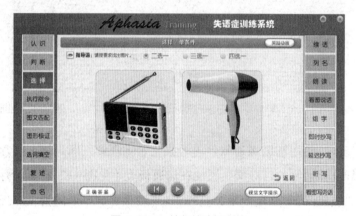

图 4-2-7　单条件选择训练

第二步，双条件选择训练：在单条件选择的基础上增加选择条件，强化患者的听觉理解能力。为患者呈现目标图片，系统发出指令"请在卫生间里找出电吹风"（见图4-2-8），让患者根据"卫生间"和"电吹风"两个条件进行选择，患者做出反应后即时给予听觉刺激反馈。

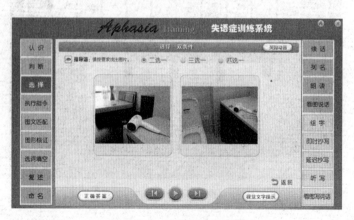

图 4-2-8　双条件选择训练

第三步，选择性听取选择训练：使用辅助沟通软件进行选择性听取选择训练，通过辅助沟通软件可以设置背景音乐（见图 4-2-9），让患者处在背景音乐的听觉条件下，听治疗师的指令，如"找出吹风机"，然后患者做出选择，点击图片，会有相应的语音播放，强化患者的听觉理解能力。

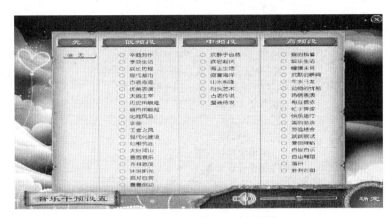

图 4-2-9　选择性听取选择训练

（二）口语理解能力的实时监控

本案例中，根据患者的情况，每次实施治疗前选择患者该次治疗的训练内容，在语言理解功能实时监控表（见表 4-2-6）中，勾选患者该次治疗的训练内容，并于治疗前后分别记录训练前描述及训练结果，实时监控患者的语言理解能力是否有所提高，便于治疗师根据患者能力的进展情况进行治疗计划及训练内容的调整。如表 4-2-6 所示，王某某经 3 月 11 日治疗一次后，听选择正确率由 50% 提高到 75%，听觉理解能力有所提高。

表 4-2-6   语言理解功能实时监控表

时　　间	治疗任务	治疗方法 （针对性治疗）	训练前描述 （如需）	训练结果
3月11日	口语理解 （听觉理解）	☐ 认识 　　☐ 基本认识　☐ 综合认识 ☐ 绘本治疗 ☐ 判断 　　☐ 基本判断　☐ 综合判断 ☑ 选择 　　☑ 单条件　☑ 双条件 　　☐ 听觉语音反馈　☐ 选择性听取 ☐ 执行指令 　　☐ 一个动作　☐ 两个动作 　　☐ 三个动作 ☑ 听觉语音反馈训练 ☑ 选择性听取训练	听选择 正确率50%	听选择 正确率 75%

（三）书面语理解能力康复治疗的过程

本案例中，根据患者的精准评估结果，选择了图文匹配训练、图形核证训练作为该患者一次治疗所进行的治疗内容。

1. 图文匹配训练

图文匹配训练包括三种形式：文图匹配、图文匹配和连线。

第一步，文图匹配：治疗师呈现一个文字刺激，要求患者在不同的图片中选择与文字相匹配的图片，匹配训练难度可以从二选一到三选一、四选一逐渐增加（见图4-2-10），让患者观看指导语，根据文字选择匹配的图片。若患者无反应或反馈错误，则进行听觉提示，播放目标词语的音频，指导患者选出正确选项；若患者反应正确，则点击奖励动画进行强化。

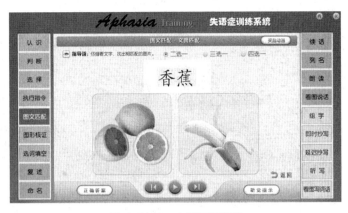

图 4-2-10　文图匹配训练

　　第二步，图文匹配：治疗师呈现一个图片刺激，要求患者在不同的文字中选择与图片相匹配的词语，匹配训练难度可以从二选一到三选一、四选一逐渐增加（见图 4-2-11），让患者根据图片选择匹配的文字。若患者无反应或反馈错误，则进行听觉提示，播放目标词语的音频，指导患者选出正确选项；若患者反应正确，则点击奖励动画进行强化。

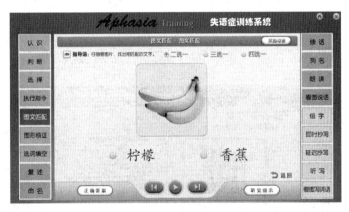

图 4-2-11　图文匹配训练

　　第三步，连线：治疗师同时呈现多个文字刺激和图片刺激，要求患者将对应的文字和图片连线（见图 4-2-12），患者通过将目标词语的视觉图像与文字符号相组合，恢复患者文字和语义的联系。治疗师指导患者将图片和文字进行连线，若患者无反应或反馈错误，治疗时可适当提示，指导患者选出正确选项；若患者反应正确，则点击奖励动画进行强化。

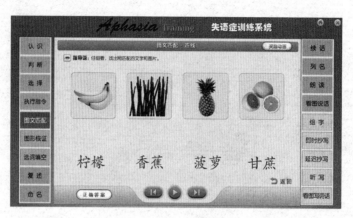

图 4-2-12 连线训练

2. 图形核证训练

图形核证：治疗师将文字符号与图片组合为一组语言刺激呈现给患者，或通过失语症训练系统进行图形核证训练，要求患者判断文字符号代表的语义与图片内容是否相符，并选出文字符号和图片内容匹配的一组（见图4-2-13），通过直观具体视觉图像刺激患者对文字符号的理解能力。若患者无反应或反应错误，治疗师可进行适当提示；若反应正确，则点击奖励动画进行强化。

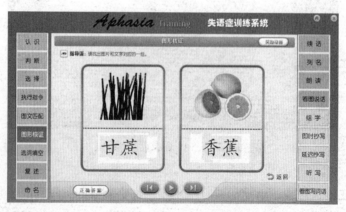

图 4-2-13 图形核证训练

（四）书面语理解能力的实时监控

本案例中，根据患者的情况，每次实施治疗前在语言理解功能实时监控表（见表4-2-7）中，勾选患者本次治疗的训练内容，并于治疗前后分别记录训练前描述及训练结果，实时监控患者的语言理解能力是否有所提高，便于治疗师根据患者能力的进展情况进行治疗计划及训练内容的调整。如表4-2-7所示，王某某经3月16日治疗一次后，图文匹配正确率由33.3%提高到75%，视觉理解能力有所提高。

表4-2-7　语言理解功能实时监控表

时　间	治疗任务	治疗方法 （针对性治疗）	训练前描述 （如需）	训练结果
3月 16日	书面语理解 （视觉理解）	□ 认识 　□ 基本认识　□ 综合认识 ☑ 图文匹配 　☑ 文图匹配　☑ 图文匹配　☑ 连线 □ 图形核证 □ 选词填空 　□ 二选一　□ 三选一　□ 四选一	图文匹配 正确率33.3%	图文匹配 正确率 75%

五、语言理解能力的短期目标监控及疗效评价

（一）语言理解能力的短期目标监控

本案例中，患者于3月1日起每日进行一次语言理解能力的康复治疗，每5次训练后进行一次短期目标监控，查看患者语言理解能力损伤程度的改善情况，如表4-2-8所示，经过15次治疗后，患者王某某的听觉理解能力由27.9%提升至61.7%，损伤程度从初始值3（重度损伤），改善至2（中度损伤），达到本期治疗计划中所制定的目标值；视觉理解能力由47.4%提升至72.5%，损伤程度从初始值3（重度损伤），改善至2（中度损伤），达到本期治疗计划中所制定的目标值，提示治疗师在进行下一期的治疗中可以适

度增加语言表达治疗内容，并提高训练的难度，帮助患者恢复语言能力。

表 4-2-8　失语症康复训练的短期监控表

1. 口语理解功能测量项目：听觉理解
测量工具：失语症评估软件

日期	听觉理解	损伤程度	
3月1日	27.9%	初始值	3
		目标值	2
3月6日	39.5%	最终值	3
3月12日	48.2%		3
3月17日	61.7%		2

2. 书面语理解功能测量项目：视觉理解
测量工具：失语症评估软件

日期	视觉理解	损伤程度	
3月1日	47.4%	初始值	3
		目标值	2
3月6日	49.5%	最终值	3
3月12日	58.6%		2
3月17日	72.5%		2

（二）语言理解能力的疗效评价

本案例中，患者于 5 月 10 日开始进行为期 3 周的第一阶段治疗，在本阶段治疗结束后治疗师对患者这一阶段口语表达能力的治疗进行疗效评价，填写 ICF 语言疗效评价表。如表 4-2-9 所示，患者经 3 周（第一阶段）的治疗后，其听觉理解能力的损伤程度由重度改善为中度，视觉理解能力的损伤程度由重度改善为中度，与本阶段训练前的评估结果相比有了明显的提高，建议下一阶段的治疗中提高训练难度，增加听反馈选择训练、选词填空等方法进行训练，提高患者的语言理解能力。

表 4-2-9　ICF 语言疗效评价表

ICF 类目组合		初期评估 ICF 限定值 问题					目标值	中期评估（康复3周） 干预	ICF 限定值 问题					目标达成	末期评估（康复__周） 干预	ICF 限定值 问题					目标达成
		0	1	2	3	4			0	1	2	3	4			0	1	2	3	4	
b16700 口语理解	听觉理解							√													
b16701 书面语理解	视觉理解							√													

REFERENCES

主要参考文献

一、中文文献

[1] 杜晓新，黄昭鸣. 教育康复学导论 [M]. 北京：北京大学出版社，2018.

[2] 杜晓新，刘巧云，黄昭鸣，等. 试论教育康复学专业建设 [J]. 中国特殊教育，2013（6）：25-28，40.

[3] 高素荣. 失语症（第 2 版）[M]. 北京：北京大学医学出版社，2006.

[4] 黄昭鸣，朱群怡，卢红云. 言语治疗学 [M]. 上海：华东师范大学出版社，2017.

[5] 黄昭鸣. 嗓音言语的重读治疗法（一）[J]. 现代特殊教育，2003（1）：37-38.

[6] 黄昭鸣. 嗓音言语的重读治疗法（二）[J]. 现代特殊教育，2003（3）：40-41.

[7] 黄昭鸣. 嗓音言语的重读治疗法（三）[J]. 现代特殊教育，2003（5）：37-38.

[8] 黄昭鸣. 嗓音言语的重读治疗法（四）[J]. 现代特殊教育，2003（9）：38-39.

[9] 黄昭鸣. 嗓音言语的重读治疗法（五）[J]. 现代特殊教育，2003（11）：41-42.

[10] 黄昭鸣. 嗓音言语的重读治疗法（六）[J]. 现代特殊教育，2004（1）：39-40.

[11] 黄昭鸣. 嗓音言语的重读治疗法（七）[J]. 现代特殊教育，2004（3）：39-40.

[12] 黄昭鸣. 嗓音言语的重读治疗法（八）[J]. 现代特殊教育，2004（5）：41-42.

[13] 卢红云，黄昭鸣. 口部运动治疗学 [M]. 上海：华东师范大学出版社，2010.

[14] 邱卓英，陈迪，祝捷 . 构建基于 ICF 的功能和残疾评定的理论和方法 [J]. 中国康复理论与实践，2010（7）：675-677.

[15] 邱卓英 .《国际功能、残疾和健康分类》研究总论 [J]. 中国康复理论与实践，2003（1）：2-5.

[16] 朱红 . 不同刺激模式下失语症命名能力的特征及治疗策略的研究 [D]. 上海：华东师范大学学前教育与特殊教育学院，2014.

二、英文文献

[1] Albert M L, Sparks R W, Helm N A. Melodic Intonation Therapy for Aphasia[J]. Archives of Neurology, 1973（2）：130-131.

[2] Brooke Hallowell. Aphasia and other acquired neurogenic language disorders：A Guide for Clinical Excellence[M]. San Diego：Plural Publishing, Inc, 2016.

[3] Brookshire R H, Lommel M. Perception of sequences of visual temporal and auditory spatial stimuli by aphasic, right hemisphere damaged, and non-brain damaged subjects.[J]. Journal of Communication Disorders, 1974（2）：155-169.

[4] Gardiner B J, Brookshire R H. Effects of unisensory and multisensory presentation of stimuli upon naming by aphasic subjects[J]. Language & Speech, 1972（4）：342-357.

[5] Hickok G, Poeppel D. The cortical organization of speech processing[J]. Nature reviews Neuroscience, 2007（5）：393-402.

[6] Ilias Papathanasiou, Patrick Coppens. Aphasia and Related Neurogenic Communication Disorders[M]. 2nd ed. Sudbury：Jones & Bartlett Publishers, Inc, 2016.

[7] Norton A, Zipse L, Marchina S, et al. Melodic intonation therapy：Shared insights on how it is done and why it might help[J]. Annals of the New York Academy of Sciences, 2009（1）：431-436.

[8] Robert Chapey. Language Intervention Strategies in Aphasia and Related Neurogenic Communication Disorders[M]. 5th ed Philadelphia：Lippincott Williams & Wilkins, 2011.

[9] Schlaug G, Marchina S, Norton A. Evidence for Plasticity in White-Matter Tracts of Patients with Chronic Broca's Aphasia Undergoing Intense

Intonation-based Speech Therapy[J]. Annals of the New York Academy of Sciences, 2009（1）: 385-394.

[10] Schuell H. Auditory impairment in aphasia；significance and retraining techniques[J]. Journal of Speech & Hearing Disorders, 1953（1）: 14-21.

[11] Schuell H, Carroll V, Street B S. Clinical treatment of aphasia[J]. The Journal of speech and hearing disorders, 1955（1）: 43-53.

[12] Sparks R, Helm N, Albert M. Aphasia rehabilitation resulting from melodic intonation therapy[J]. Cortex, 1974（4）: 303-316.

[13] Weidner W E, Jinks A F. The effects of single versus combined cue presentations on picture naming by aphasic adults[J]. Journal of Communication Disorders, 1983（2）: 111-121.